Manual Prático de Otorrinolaringologia

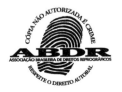

MANUAL PRÁTICO DE OTORRINOLARINGOLOGIA
Douglas Salmazo Rocha Morales
Ricardo Ferreira Bento
Francine Grecco de Mello Pádua
Sarvier, 1ª edição, 2010

Projeto Gráfico/Capa
CLR Balieiro Editores Ltda.

Revisão
Maria Ofélia da Costa

Impressão/Acabamento
Bartira Gráfica e Editora

Direitos Reservados
Nenhuma parte pode ser duplicada ou
reproduzida sem expressa autorização do Editor

sarvier

Sarvier Editora de Livros Médicos Ltda.
Rua dos Chanés 320 – Indianópolis
04087-031 – São Paulo – Brasil
Telefax (11) 5093-6966
sarvier@uol.com.br
www.sarvier.com.br

Dados Internacionais de Catalogação na Publicação (CIP)
(Câmara Brasileira do Livro, SP, Brasil)

Morales, Douglas Salmazo Rocha
  Manual prático de otorrinolaringologia /
Douglas Salmazo Rocha Morales, Ricardo
Ferreira Bento, Francine Grecco de Mello Pádua.
-- São Paulo : SARVIER, 2010.
 	
  ISBN 978-85-7378-206-6
 	
  1. Otorrinolaringologia 2. Otorrinolaringologia
– Cirurgia 3. Otorrinolaringologia – Obras de
divulgação I. Bento, Ricardo Ferreira. II. Pádua,
Francie Grecco de Mello. III. Título.	

10-05422	CDD-617.51 NLM-WV-000

Índices para catálogo sistemático:
1. Otorrinolaringologia : Obras de divulgação :
   Medicina   617.51
2. Otorrinolaringologia : Obras de divulgação :
   Medicina   WV-000

Manual Prático de Otorrinolaringologia

Douglas Salmazo Rocha Morales

Médico Assistente e Supervisor de Plantão do Hospital Universitário da Universidade de São Paulo – USP. Doutor em Ciências da Saúde pela Universidade Federal de São Paulo – UNIFESP. Mestre em Otorrinolaringologia pela UNIFESP. Graduado em Medicina pela UNIFESP. Membro Titular da Associação Brasileira de Otorrinolaringologia e Cirurgia Craniofacial.

Ricardo Ferreira Bento

Professor Titular da Disciplina de Otorrinolaringologia da Faculdade de Medicina da Universidade de São Paulo – FMUSP. Presidente da Associação Brasileira de Otorrinolaringologia e Cirurgia Cervicofacial.

Francine Grecco de Mello Pádua

Doutora em Ciências pela Disciplina de Otorrinolaringologia da Faculdade de Medicina da Universidade de São Paulo – FMUSP. Membro da Associação Brasileira de Otorrinolaringologia e Cirurgia Cervicofacial (ABORLCCF) e Secretária Executiva da Fundação Otorrinolaringologia.

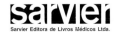

Sarvier Editora de Livros Médicos Ltda.

COLABORADORES

Elder Yoshimitsu Goto
Médico pela Faculdade de Medicina da Universidade de São Paulo – FMUSP. Residência Médica no Departamento de Otorrinolaringologia do Hospital das Clínicas da FMUSP. Doutor em Ciências pela FMUSP. Médico Assistente Doutor do Hospital Universitário da USP. Médico Preceptor de Rinologia do Hospital Santa Marcelina de São Paulo. Especialista em Otorrinolaringologia pela ABORLCCF e membro da ABORLCCF.

Fabio de Rezende Pinna
Médico pela Faculdade de Medicina da Universidade de São Paulo – FMUSP. Doutor em Otorrinolaringologia pela FMUSP. Médico Assistente do Hospital das Clínicas da FMUSP.

Fabio Jacob
Médico Assistente do Hospital Universitário da Universidade de São Paulo – USP.

Fabrizio Ricci Romano
Médico pela Faculdade de Medicina da Universidade de São Paulo – FMUSP. Residência Médica em Otorrinolaringologia pelo Hospital das Clínicas da FMUSP. Doutorado em Ciências pela FMUSP. Médico Colaborador do Departamento de Otorrinolaringologia do Hospital das Clínicas da FMUSP. Experiência na Área de Otorrinolaringologia com ênfase em Rinologia.

Gilberto Morio Takahashi
Médico Otorrinolaringologista pela Faculdade de Medicina da Universidade de São Paulo – Hospital das Clínicas da FMUSP. Médico Assistente do Hospital Universitário da USP.

Gisele Velloso dos Santos Reale
Médica pela Faculdade de Medicina do ABC. Residência Médica em Otorrinolaringologia na Faculdade de Medicina do ABC. Título de Especialista de Otorrinolaringologia pela Sociedade Brasileira de Otorrinolaringologia. Médica Assistente em Otorrinolaringologia no Hospital Universitário da USP.

Ítalo Roberto Torres de Medeiros
Doutor Assistente da Otoneurologia do Hospital das Clínicas da Faculdade de Medicina da Universidade de São Paulo – FMUSP. Diretor Técnico do Ambulatório de Otorrinolaringologia do Hospital das Clínicas da FMUSP.

João Ferreira de Mello Júnior
Médico pela Faculdade de Medicina da Universidade de São Paulo – FMUSP. Residência Médica em Otorrinolaringologia. Especialista em Alergia e Imunologia Clínica. Responsável pelo Grupo de Alergia em Otorrinolaringologia do Hospital das Clínicas da FMUSP. Professor Livre-Docente pela FMUSP.

Lucinda Simoceli
Médica pela Faculdade de Medicina da Universidade de São Paulo – FMUSP. Residência Médica e Doutorado na Disciplina de Otorrinolaringologia da FMUSP. Responsável pelo Ambulatório de Otoneurologia Geriátrica do Hospital das Clínicas da FMUSP. Médica Preceptora da Clínica de Otorrinolaringologia do Hospital Beneficência Portuguesa de São Paulo.

Mariana Hausen Pinna
Médica pela Faculdade de Medicina da Universidade de São Paulo – FMUSP. Residência Médica em Otorrinolaringologia e Especialização em Cirurgia Otológica e da Base Lateral do Crânio pela USP. Pós-Graduanda da USP. Médica do Grupo de Otologia do Hospital das Clínicas da FMUSP.

Maura Catafesta das Neves
Doutora em Medicina (Clínica Cirúrgica) pela Faculdade de Medicina da Universidade de São Paulo – FMUSP. Médica Assistente da Universidade de São Paulo. Experiência na Área de Medicina com ênfase em Cirurgia.

Patrícia Paula Santoro
Médica pela Faculdade de Medicina da Universidade de São Paulo – FMUSP. Residência Médica em Otorrinolaringologia no Hospital das Clínicas da FMUSP. Doutora em Medicina pela FMUSP, Área de Concentração em Otorrinolaringologia. Médica Assistente da Divisão de Clínica Otorrinolaringológica do Hospital das Clínicas da FMUSP e responsável pelo Ambulatório de Disfagia.

Ronaldo Frizzarini
Médico pela Faculdade de Medicina da Universidade de São Paulo – FMUSP. Residência em Otorrinolaringologia pelo Hospital das Clínicas da FMUSP. Fellow em Bucofaringolaringologia pelo Hospital das Clínicas da FMUSP. Doutorado pela FMUSP. Chefe da Enfermaria da Otorrinolaringologia do Hospital das Clínicas da FMUSP. Diretor do Pronto-Socorro da Otorrinolaringologia do Hospital das Clínicas da FMUSP.

Rogério B. Bühler
Médico Otorrinolaringologista e Cirurgião de Cabeça e Pescoço. Doutorado pela Disciplina de Otorrinolaringologia da Faculdade de Medicina da Universidade de São Paulo – FMUSP. Médico Assistente do Departamento de Otorrinolaringologia do Hospital das Clínicas da FMUSP. Médico Assistente do Instituto do Câncer do Estado de São Paulo – ICESP.

Silvio Antonio Monteiro Marone
Médico pela Faculdade de Ciências Médicas de Santos. Doutorado em Otorrinolaringologia pela Faculdade de Medicina da Universidade de São Paulo – FMUSP. Professor Titular da Disciplina de Otorrinolaringologia da Faculdade de Medicina da PUC de Campinas. Professor Doutor (MS-3) da Disciplina de Otorrinolaringologia da FMUSP. Membro da Câmara Técnica de Otorrinolaringologia do Conselho Regional de Medicina de São Paulo. Coordenador do Serviço de Otorrinolaringologia do Hospital da Faculdade de Medicina da PUC de Campinas. Coordenador da Residência Médica em Otorrinolaringologia dos Hospitais da Faculdade de Medicina da PUC de Campinas e Hospital Santa Marcelina – São Paulo. Membro do COMUSA – Comitê Multiprofissional em Saúde Auditiva. Membro da Comissão do Título de Especialista em Otorrinolaringologia da Associação Brasileira de Otorrinolaringologia e Cirurgia Cervicofacial.

Tatiana Regina Teles Abdo
Médica pela Faculdade de Medicina da Fundação do ABC. Doutoranda pela Faculdade de Medicina da Universidade de São Paulo – FMUSP. Participa de atendimento ambulatorial no Hospital das Clínicas da FMUSP – Disciplina de Otorrinolaringologia, no Ambulatório de Pós-Operatório de Rinologia e Ambulatório de Imunodeficiências.

AGRADECIMENTOS

Minha gratidão aos coautores e colaboradores pelo enfoque, atenção e linguagem que escreveram seus capítulos, facilitando a leitura e entendimento do conteúdo especializado, gentilmente oferecido aos generalistas.

Meu reconhecimento ao Hospital Universitário da Universidade de São Paulo, ao Hospital das Clínicas de São Paulo e à Faculdade de Medicina da Universidade de São Paulo, que facilitaram e formaram o raciocínio clínico necessário aos autores e coautores deste manual prático de otorrinolaringologia.

DEDICATÓRIA

Dedico aos binômios:

– meus pais (Ercias e Geny): raiz exemplarmente constituída;
– minha esposa (Vânia): flor que colore meus pensamentos;
– meus filhos (Amanda, Mariana e Felipe): sementes em desenvolvimento para o futuro;
– família: árvore da vida, célula da sociedade, expressão do amor;
– trabalho: minha nobre missão;
– fé: certeza presente e futura de dias melhores, o direito de sonhar, a clorofila dos pensamentos;
– conhecimento: luz que acelera o crescimento de todas as árvores, dissipando a ignorância;
– estado: laico, livre e soberano;
– universidade: síntese do livre conhecimento, da discussão de ideias e do planejamento para o futuro;
– Criador: Aquele que tem em seus domínios toda força, sabedoria e beleza.

Douglas Salmazo Rocha Morales

APRESENTAÇÃO

O sistema de saúde brasileiro, de acordo com a Constituição da República promulgada em 1988, baseia-se na referência e contrarreferência.

Nesse sentido, os cidadãos, ao procurarem um serviço de saúde, serão consultados pelos médicos de atenção básica, ou seja, os clínicos gerais e pediatras que podem resolver a grande maioria das queixas referindo o paciente ao especialista caso ele entenda a necessidade de um atendimento secundário das especialidades.

Este livro foi concebido para a cabeceira do médico generalista de atenção básica para que ele possa conhecer os aspectos básicos das doenças da área de otorrinolaringologia e conduzir seu diagnóstico e tratamento.

Os autores e colaboradores são experientes especialistas envolvidos em ensino e pesquisa da especialidade no Brasil.

Ele nasceu dentro do Hospital Universitário (HU) da USP, da ideia do otorrinolaringologista Douglas Salmazo Rocha Morales, assistente de otorrinolaringologia do HU, que é na essência um exemplo de Hospital de atenção secundária da Cidade de São Paulo.

Esperamos que seja de utilidade na prática diária dos dedicados médicos que compõem o Sistema Único de Saúde Brasileiro e também daqueles que militam em seus consultórios privados pela saúde dos nossos cidadãos.

A arte de todos aqueles profissionais da área da saúde requer, antes de tudo, vocação e dedicação, é sem dúvida uma profissão impossível de se fazer sem amor e vocação.

Agradecemos mais uma vez a todos os colaboradores voluntários desta obra por mais este gesto de vocação e dedicação ao passar seus ensinamentos a outros sem visar outro objetivo senão um daqueles que constam em nosso juramento, que é o de perpetuar o conhecimento médico.

Boa leitura!

Ricardo Ferreira Bento

CONTEÚDO

1. Faringite e Laringite Relacionadas à Doença do Refluxo Faringolaríngeo 1
   Patrícia Paula Santoro

2. Rinossinusite Crônica 16
   Tatiana Regina Teles Abdo

3. Rinossinusite Aguda 28
   Francine Grecco de Mello Pádua

4. Rinites 36
   Fabio de Rezende Pinna
   Fabrizio Ricci Romano

5. Rinite Alérgica 44
   João Ferreira de Mello Júnior

6. Outras Doenças Obstrutivas das Vias Nasais 53
   Elder Yoshimitsu Goto
   Fabio Jacob

7. Epistaxe 68
   Maura Catafesta das Neves

8. Rouquidão 77
   Ronaldo Frizzarini

9. Paralisia Facial Periférica 91
   Mariana Hausen Pinna
   Ricardo Ferreira Bento

10. Otorreia Aguda e Crônica 107
    Douglas Salmazo Rocha Morales

11. Perfuração Timpânica 115
    Douglas Salmazo Rocha Morales

12. Corpo Estranho de Orelha, Nariz e Garganta 117
    Gilberto Morio Takahashi
    Gisele Velloso dos Santos Reale

13. Cerume 118
    Gilberto Morio Takahashi
    Gisele Velloso dos Santos Reale

14. Deficiência Auditiva – da Identificação ao Tratamento 120
    Silvio Antonio Monteiro Marone

15. Tumores Cervicais 127
    Rogério B. Bühler

16. Vertigem – Vestibulopatias Periféricas 140
    Ítalo Roberto Torres de Medeiros
    Lucinda Simocelli

17. Zumbido 153
    Gisele Velloso dos Santos Reale

Índice Remissivo 161

1. FARINGITE E LARINGITE RELACIONADAS À DOENÇA DO REFLUXO FARINGOLARÍNGEO

Patrícia Paula Santoro

Doença do refluxo gastroesofágico é uma afecção crônica decorrente do fluxo retrógrado de parte do conteúdo gastroduodenal para o esôfago e órgãos adjacentes, acarretando um variável espectro de sintomas e sinais esofágicos e/ou extraesofágicos, associadas ou não a lesões teciduais.

O refluxo esofagofaríngeo do ácido gástrico correlaciona-se a uma enorme gama de manifestações otorrinolaringológicas: infecções recorrentes em vias aéreas superiores, otites, sinusites, sintomas faringolaríngeos, apneia, entre outros; o que corresponde à doença do refluxo faringolaríngeo. Situações como faringites, adenoidites, crupe espasmódico, laringotraqueíte são frequentemente associados ao refluxo. É provável que essas situações sejam associadas ou exacerbadas pelo espessamento mucoso das vias aéreas induzidos pelo refluxo faringolaríngeo.

FISIOPATOLOGIA

Os mecanismos propostos para explicar os sintomas e sinais da doença do refluxo gastroesofágico são:
- Exposição do esôfago distal, estimulando reflexos mediados pelo nervo vago (mecanismo neural)
  - Reflexo de broncoespasmo e tosse.
  - Gatilho para as alterações inflamatórias em território faringolaríngeo.

- Exposição direta do conteúdo gástrico nos sítios mucosos acima do esfíncter superior do esôfago, laringe e traqueia, inclusive propiciando microaspirações do conteúdo gástrico
  - Relacionado com duração contato/conteúdo.
  - Refluxato contém enzimas gástricas (pepsina e ácido clorídrico) e duodenopancreáticas (sais biliares e tripsina).
  - Pepsina em ambiente ácido causa lesão na mucosa.

Na prática clínica, existem evidências para a ocorrência de uma combinação dos dois mecanismos (Quadro 1.1).

Quadro 1.1 – Diferenças fisiopatológicas entre refluxo faringolaríngeo e refluxo gastroesofágico.

	Refluxo faringolaríngeo	Refluxo gastroesofágico
Padrão	Posição ortostática, diurno, períodos limitados de exposição ácida	Posição supina, noturno, períodos prolongados de exposição ácida
Fisiopatologia	Disfunção do esfíncter superior do esôfago, motilidade esofágica normal	Disfunção do esfíncter inferior do esôfago, dismotilidade esofágica
Incidência	> 10%	> 22%
Manifestação	Sintomas faríngeos e laríngeos Sinais e sintomas não se correlacionam com a pHmetria	Sintomas gastrintestinais Sinais e sintomas correlacionam-se com os resultados de pHmetria
Tratamento	Padrões de resolução demorados, com menor previsibilidade de resposta ao tratamento	Resposta satisfatória ao tratamento

EPIDEMIOLOGIA

Alta prevalência em lactentes: 20-40%.

Redução na prevalência em crianças maiores e adultos: 7-20%.

Em condições patológicas especiais, como fístula traqueoesofágica, comprometimento neurológico ou disfagia orofaríngea, a incidência pode atingir níveis superiores a 70%.

Nos pacientes com sintomas clássicos de doença do refluxo gastroesofágico, 20-50% apresentam manifestações faringolaríngeas, enquanto no grupo com quadro faringolaríngeo apenas 25% apresentam esofagite.

HISTÓRIA

As manifestações extraesofágicas (ou supraesofágicas) do refluxo gastroesofágico são bastante variadas, necessitando de avaliação criteriosa dos possíveis diagnósticos diferenciais, próprios da faixa etária (Quadro 1.2).

Quadro 1.2 – Variações de história clínica conforme a faixa etária.

Lactentes	Crianças	Adultos
Vômitos, regurgitação, disfagia, engasgos na alimentação, recusa alimentar, anorexia, alteração da curva de crescimento, choro anormal, distúrbios do sono, irritabilidade ou torcicolo (síndrome de Sandifer), cefaleia, alterações comportamentais, apneia do sono, crupe recorrente, estridor laríngeo, laringoespasmo, laringomalacia, doença respiratória crônica, tosse crônica, laringotraqueíte, dispneia, cianose, morte súbita	Queixas laringotraqueais: tosse crônica, dispneia, disfonia, estenose subglótica Queixas faríngeas: faringite, dor de garganta persistente, sialorreia, halitose, *globus pharyngeus*, otalgia reflexa, erosões dentárias e cáries, candidíase Queixas rinológicas: obstrução nasal, rinite, sinusite, cefaleia, adenoidite Doença respiratória crônica Sintomas gastrintestinais: regurgitação, vômitos, náuseas, dor torácica ou abdominal, pirose	Tosse seca crônica, Limpeza frequente, Sensação de corpo estranho, *globus pharyngeus*, rouquidão, disfagia e odinofagia, halitose e gosto ruim na boca, desconforto na garganta e pescoço, otalgia (granuloma/úlcera), estridor e obstrução das vias aéreas, pneumonias recorrentes e aspirativas, sialorreia excessiva, estomatite aftoide

Pacientes em geral possuem outros fatores que propiciam o refluxo, a saber: tabagismo, alcoolismo, medicamentos, dieta.

Considerações clínicas:

- Doença do refluxo faringolaríngeo como cofator de inúmeras situações clínicas
  - Laringomalacia, nódulos vocais, estenose coanal, sinusite, bronquite, otite, rinossinusite.
  - Inflamação crônica das vias aéreas superiores.
  - Hipertrofia (adenotonsilítica).
- Sintomas e sinais são inespecíficos e multifatoriais: infecção das vias aéreas superiores, alterações anatômicas, hipertrofia adenóidea, rinite alérgica, imunodeficiência.

- Sinais são multifatoriais (lesões por ataque brusco, abuso vocal, pigarro)
  – Alterações histopatológicas das pregas vocais.
  – Hematoma, nódulos, úlceras, granulomas, edema de Reinke.
  – Estenose subglótica e traqueal idiopática.

MANIFESTAÇÕES CLÍNICAS FREQUENTES DA DOENÇA DOS REFLUXOS GASTROESOFÁGICO E FARINGOLARÍNGEO E GRUPOS SINTOMÁTICOS DAS MANIFESTAÇÕES ATÍPICAS

Rinológico

Apresentação clínica – obstrução nasal crônica, irritação e dor nasal, secreção nasal, rinite, sinusite.

Inflamação crônica da mucosa nasal induzida por refluxo leva a edema dos óstios de drenagem dos seios paranasais e compromete a drenagem linfática, favorecendo a aderência bacteriana e culminando em rinossinusite. A grande dificuldade na prática clínica está no diagnóstico diferencial, uma vez que quadros alérgicos são indistinguíveis de casos inflamatórios por refluxo faringolaríngeo.

Estudos evidenciam que crianças com rinossinusite crônica melhoram os sintomas com o tratamento do refluxo, diminuindo o número de indicações cirúrgicas.

Faringo-otológico

Apresentação clínica – tonsilites recorrentes, hipertrofia de tonsilas e adenoides, infecções crônicas ou recorrentes de orelhas.

Hipertrofia de tonsilas e adenoides devido à lesão do epitélio das criptas, levando a uma criptite. Consequente estimulação antigênica de epitélio críptico especializado, por ação direta ou induzida por bactérias resistentes, provocando hipertrofia e hiperplasia das tonsilas, sem uma resposta significativa aos antibióticos.

Processo inflamatório de rinofaringe leva a edema dos óstios tubários, com potencial para causar quadros de otites de repetição, otite média com efusão. Bases fisiopatológicas que suportam a relação causal entre refluxo faringolaríngeo e alterações tubotimpânicas não estão totalmente esclarecidas, sendo possível que o principal mecanismo envolvido seja a inflamação nasofaríngea obstruindo a tuba auditiva. Apesar de a relação entre refluxo faringolaríngeo e otite média ser estudada há décadas, os resultados ainda são conflitantes.

Disfagia faringoesofágica está presente em 51% dos pacientes com doença do refluxo gastroesofágico, e *globus pharyngeus*, 15% de pacientes.

Laríngeo

Apresentação clínica – disfonia, tosse crônica, *globus pharyngeus*, voz molhada, tosse molhada. Também pode relacionar-se à ocorrência de nódulos, granulomas, úlceras, degeneração polipoide (edema de Reinke), ou até quadros de laringotraqueomalacia e estenose subglótica. Essas manifestações costumam melhorar com o tratamento do refluxo faringolaríngeo.

- A disfonia acomete 55% dos pacientes com laringite posterior.
- O refluxo ocorre em pelo menos 50% dos pacientes com queixas vocais.
- A disfagia apresenta-se em 50% dos pacientes.
- Presença de pigarro e gotejamento posterior: sensação de algo descendo na garganta, pigarro, congestão nasal.
- Diagnósticos diferenciais: rinite e sinusite.

A relação entre doença do refluxo faringolaríngeo e laringomalacia está bem estabelecida, uma vez que o aumento do esforço respiratório aumenta a pressão intra-abdominal, propiciando maior ocorrência de refluxo. O tratamento agressivo dessa doença pode melhorar os quadros de laringomalacia. Crianças com indicação de supraglotoplastia devem ser investigadas e tratadas antes de encaminhá-las para a cirurgia.

Pulmonar e outras manifestações respiratórias

Apresentação clínica – pneumonias de repetição, asma brônquica.

Os mecanismos de proteção das vias aéreas inferiores diferem conforme a faixa etária. Lactentes costumam responder a estímulos laríngeos com apneia central ou obstrutiva, enquanto crianças de mais idade tossem.

O refluxo desencadeia apneia pela estimulação ácida dos quimiorreceptores laríngeos, faríngeos ou esofágicos, resultando em laringoespasmo. Contudo, o refluxo não ácido pode também desencadear apneia por mecanismo reflexo de fechamento glótico.

Apneia, estridor, laringoespasmo e outros eventos respiratórios devem ser avaliados inicialmente, descartando-se alterações anatômicas laríngeas ou traqueais. Pode estar relacionado à doença do refluxo faringolaríngeo, sendo a incidência documentada por pHmetria entre 42 e 95% dos pacientes com manifestações respiratórias.

Tosse crônica

Apresentação clínica – tosse seca ou produtiva (diurna ou noturna).

A tosse crônica aumenta a pressão intra-abdominal, levando à maior ocorrência do refluxo. Com exceção dos quadros de infecção, a doença do refluxo faringolaríngeo é a causa mais comum de tosse crônica entre 0 e 18 meses e a terceira causa mais comum na população pediátrica como um todo.

A tosse crônica é mais comumente devida a causa única (82%), e na maioria dos casos relaciona-se a asma, refluxo, gotejamento pós-nasal, bronquite. O refluxo está associado à tosse crônica em 40% dos casos.

Tumores

Leucoplasias e outras lesões pré-malignas em adultos podem resolver ou regredir parcialmente com a terapia antirrefluxo.

A relação exata entre refluxo faringolaríngeo e degeneração maligna não está comprovada, mas os dados em adultos sugerem que a maioria dos pacientes com doenças malignas de laringe são tabagistas e apresentam doença dos refluxos gastroesofágico ou faringolaríngeo.

Apesar de a papilomatose no trato respiratório apresentar comportamento clínico bastante flutuante, muitos autores sugerem que o refluxo faringolaríngeo a agrava.

EXAMES COMPLEMENTARES E TESTES DIAGNÓSTICOS

Considerações clínicas:
- Doença do refluxo faringolaríngeo – padrão crônico intermitente.
- Todos os testes disponíveis têm suas limitações e continua incerto qual o melhor teste, sendo que nenhum deles consegue predizer se o paciente vai melhorar com o tratamento clínico ou cirúrgico para o refluxo gastroesofágico.
- Sensibilidade e especificidade dos testes são baixas isoladamente, contudo aumenta consideravelmente se utilizados múltiplos testes.
- Epitélio laríngeo é mais sensível à lesão induzida pelo refluxo do que o esôfago.

No quadro 1.3 apresentam-se os principais exames complementares e objetivos de indicação para o diagnóstico de refluxo.

Quadro 1.3 – Principais exames complementares e objetivos da indicação.

Objetivo	Exames indicados
Confirmar a presença e quantificar o refluxo gastroesofágico	EED (radiografia dinâmica para o estudo de esôfago, estômago e duodeno), cintilografia, pHmetria de dupla sonda, lavado broncoalveolar, videodeglutograma, impedanciometria esofágica intraluminal, imunoensaio para pepsina humana
Determinar lesão mucosa associada e avaliar o processo inflamatório	Endoscopia digestiva alta, fibronasofaringolaringoscopia, broncoscopia, com ou sem biópsia
Estabelecer se sintomas são causados por refluxo gastroesofágico	pHmetria de 24 horas, teste terapêutico Observação: endoscopia tripla (laringobroncoesofagoscopia) para sintomas respiratórios de causa desconhecida
Identificação de fatores prognósticos que possam influenciar a terapêutica	Manometria do esôfago, pHmetria de 24 horas
Avaliar sintomas	Questionários: recomendados em ensaios clínicos, itens de qualidade de vida, difícil aplicação em crianças
Testes genéticos	Genes dos cromossomos 9 e 13 levam à predisposição genética para doença do refluxo gastroesofágico Observação: doença do refluxo gastroesofágico é multifatorial e não puramente genética
Testes terapêuticos	Inibidores da bomba de prótons

EXAMES OTORRINOLARINGOLÓGICOS

- Fibronasofaringolaringoscopia.
- Laringoscopia rígida ou telelaringoscopia.
- Estroboscopia laríngea em situações de concomitância, como lesão de pregas vocais.

Alguns trabalhos apresentam os achados laríngeos com valor preditivo positivo de 100% para a presença de refluxo faringolaríngeo. Relatos de laringoscopia evidenciando refluxo faringolaríngeo variam entre 31 e 72%. Considera-se elevada a taxa de resultados falso-positivos. Outros trabalhos afirmam que os achados laringoscópicos não se correlacionam com episódios de refluxo hipofaríngeo na sonda de pHmetria.

Existem várias propostas de protocolos de sinais, contudo não são específicos (podem estar relacionados a outros fatores irritativos: abuso vocal, alergia, álcool/tabaco, secreção retronasal). Sensibilidade e especificidade das escalas para a identificação do refluxo faringolaríngeo em pacientes pediátricos são desconhecidas.

A biópsia laríngea pode ser o mais específico exame para refluxo faringolaríngeo, contudo pode não ser muito específico, uma vez que está associado à doença patológica ativa e não documenta o evento intermitente de refluxo. Laringoscopia e dados de pHmetria proximal não apresentam correlação significativa com os achados histológicos inflamatórios.

Apesar de não existirem sinais clínicos patognomônicos de doença do refluxo faringolaríngeo nas regiões de faringe e laringe, são evidenciadas várias alterações que, dependendo da correlação clínica, podem estar associadas à doença do refluxo faringolaríngeo:

- Granulações na parede posterior da faringe.
- Hipertrofia das tonsilas linguais.
- Obliteração de ventrículos e hiperemia de face laríngea da epiglote.
- Muco espesso na laringe.
- Edema e hiperemia de aritenoides e região interaritenóidea presente em 59% dos pacientes sem doença do refluxo gastroesofágico e 69% dos pacientes com essa doença.
- Edema retrocricóideo.
- Paquidermia laríngea/queratose da comissura posterior.
- Edema das pregas vocais (edema de Reinke).
- Pseudossulco – edema na região subglótica da laringe, estende-se da comissura anterior até a laringe posterior, valor preditivo positivo de 90%, sensibilidade de 70%, especificidade de 77%.
- Nodulações ou pólipos em pregas vocais.
- Ulcerações de contato em pregas vocais.
- Granuloma em processo vocal.
- Laringoestenose.
- Estenose subglótica.
- Câncer de laringe.

EXAMES PARA INVESTIGAÇÃO ETIOLÓGICA ESPECÍFICA
pHmetria de dupla sonda
- Exame mais aceito para documentar refluxo faringolaríngeo.
- Indicações:
  - Confirmação de refluxo gastroesofágico e dúvida diagnóstica.
  - Casos complicados e falhas terapêuticas.
  - Lesões laríngeas recorrentes.
  - Adequação de dose de terapia de supressão ácida.
  - Indicação de fundoplicatura em casos graves.
  - Confirmação de refluxo gastroesofágico.
  - Sintomas positivos e endoscopia digestiva alta negativa.
  - Adultos: utilização da manometria para a locação das sondas.
  - Crianças: locação de sondas guiada por fluoroscopia e radiografia de tórax.
- Limitações:
  - Intermitência dos sintomas.
  - Protocolos de teste e análise são muito variáveis.
  - Não há método sistematizado para a locação de sonda.
  - Simulação inadequada do cotidiano quando as sondas estão locadas.
  - Questiona-se sua reprodutibilidade.
  - Dados extrapolados do esfíncter inferior do esôfago, parâmetros e escores do refluxo em esfíncter inferior do esôfago não podem ser aplicados para o esfíncter superior do esôfago (escalas de DeMeester e Boix-Ochoa).
  - Não há valor de normalidade para refluxo faringolaríngeo, especialmente em crianças e na sonda proximal.
  - Pode ocorrer refluxo proximal patológico sem a ocorrência de refluxo distal patológico.
  - Baixa sensibilidade para refluxo faringolaríngeo (70-75%).
  - Estima-se 20% de resultado falso-negativo (não detecta episódios curtos < 15 segundos e eventos não ácidos e gasosos: maioria dos episódios na faixa etária pediátrica).

No quadro 1.4 são descritos os critérios para quantificar o refluxo arbitrário e refluxo patológico do esfíncter superior do esôfago.

Endoscopia digestiva alta
- Pode identificar inflamação na mucosa ou esofagite, além de descartar outras anomalias congênitas.

Quadro 1.4 – Critérios para quantificar refluxo arbitrário e refluxo patológico.

Refluxo arbitrário
1. Índice de refluxo: % do tempo total de pH < 4 (IR > 10% em lactentes e > 5% em crianças)
2. Número total de refluxos (> 25 diários)
3. Número de refluxos mais longos do que 5min
4. Duração do refluxo mais longo
5. Índice de sintomas: $\dfrac{\text{Número de sintomas que ocorrem na vigência do refluxo ácido}}{\text{Número total de sintomas}}$
Refluxo patológico do esfíncter superior do esôfago (arbitrários)
1. Qualquer refluxo ácido que atinge a faringe
2. pH < 6,0 na faringe durante > 1% do tempo de exame
3. > 10 episódios de pH < 4,0 ao nível do cricofaríngeo

- Não faz especificamente o diagnóstico de doença do refluxo faringolaríngeo, sendo que o exame normal não exclui a possibilidade de se tratar de doença do refluxo faringolaríngeo.
- Endoscopia digestiva alta diagnostica 43% dos pacientes com lesão laríngea e 26% dos pacientes com sintomas laríngeos.
- Solicitar:
  - Queixas dispépticas associadas.
  - Falhas no teste terapêutico.
  - Idade superior a 40 anos.
  - Sinais de alerta: disfagia e odinofagia, anemia, hemorragia digestiva, perda de peso (Consenso Brasileiro de Doença do Refluxo Gastroesofágico, 2002).

Esofagoscopia com biópsia

- Aspecto das pregas mucosas.
- Biópsia em geral sem alterações patológicas específicas.

Manometria faringoesofágica

- Cateter com transdutores de pressão multicanais alocados em vários pontos da faringe e esôfago.
- Avalia pressão das ondas peristálticas faringoesofágicas, pressão dos esfíncteres, segmento faringoesofágico e função motora do esôfago.
- Desvantagens: não visualiza lesões, dificuldade na validação dos resultados.

Videodeglutograma/esofagograma com bário
- Sensibilidade de 20-60%.
- Especificidade de 64-90%.
- Útil para o diagnóstico de anormalidades anatômicas associadas (estenoses, acalasias).
- Indicações: pacientes com menos de 1 ano de idade, pHmetria negativa mas suspeita clínica muito forte.

ImpedanciopHmetria
- Novo método para detectar refluxo baseado no registro de motilidade gastrintestinal.
- Avalia a alteração de resistência elétrica intraluminal que ocorre com a passagem de um bolo líquido, sólido ou gasoso, independente do pH do material.
- Eventos de refluxo esofágico e hipofaríngeo ainda não foram validados e a avaliação manual e visual da gravação em alta resolução é processo demorado.
- Com o desenvolvimento da análise automatizada e impedanciometria, deve tornar-se a nova ferramenta para a detecção do refluxo faringolaríngeo.

Cintilografia
- Útil para identificar refluxo gastroesofágico em crianças no período pós-prandial, com pH neutro ou alcalino, que não seria diagnosticado pela pHmetria.
- Detecção de aspiração e atraso no esvaziamento gástrico (< 30%).
- Sensibilidade de 15-59%.
- Especificidade de 83-100%.
- Falta de técnica de padronização e ausência de dados de normalidade na faixa etária pediátrica.

Bronscoscopia
- Perda da arquitetura dos anéis traqueais devido ao edema.
- Hiperemia mucosa, secreção, agregados linfoides em parede traqueal.
- Índice macrófago e lipídio no lavado broncoalveolar sugere aspiração crônica, com sensibilidade de 85% para doença do refluxo faringolaríngeo.
- Descartar anomalias congênitas anatômicas, corpos estranhos, diastema laríngeo posterior, configurando importantes diagnósticos diferenciais.

CONDUTA

Considerações clínicas

Questões que envolvem a escolha do tratamento: eficácia, segurança, morbidade, mortalidade, custo:

- A falta de um marcador clínico tem dificultado o progresso no diagnóstico e tratamento do refluxo faringolaríngeo.
- O refluxo é tão inespecífico quanto a sinais e sintomas que uma das melhores formas de diagnóstico é a prova terapêutica.
- O curso empírico com inibidor da bomba de prótons por 8 a 12 semanas é considerado o tratamento inicial de escolha.
- Taxa de cura do tratamento conservador entre 50 e 70%.
- Diminuição de 35% da necessidade de tratamento cirúrgico.
- Sintomas laríngeos demoram muito mais para resolver do que os sintomas esofágicos – 4 a 14 meses.

TRATAMENTO NÃO FARMACOLÓGICO

- Modificações do estilo de vida.
- Mudanças alimentares/dietéticas.
- Elevar a cabeceira da cama.
- Melhora significativa em 51% dos casos.
- Lactentes:
  – Aumentar a consistência na dieta.
  – Manobras posturais e posicionamento para dormir.
- Crianças maiores:
  – Evitar alimentos que reduzem o tônus do esfíncter inferior do esôfago: chocolate, sucos de frutas cítricas, menta.
  – Evitar muitos líquidos, especialmente após o jantar.
  – Evitar comer antes de deitar.
  – Posicionamento postural ao dormir.

TRATAMENTO FARMACOLÓGICO

Inibidor da bomba de prótons

- Estudos são muito variáveis em metodologia, mas baseiam-se em resposta sintomática, alterações laríngeas e no resultado da pHmetria.

- Inibidores da bomba de prótons (omeprazol e lanzoprazol) são mais efetivos do que os antagonistas receptores H_2 no alívio dos sintomas de esofagite.
- Tratamento mínimo por 8 a 12 semanas.
- Adultos:
  - Terapia antirrefluxo empírica.
  - 2 tomadas diárias.
  - Dose: 80mg de omeprazol divididos em duas tomadas.
  - 15-30 minutos antes da refeição.
  - Seis a oito meses de tratamento.
  - Melhora dos sintomas em dois meses e sinais em seis meses.
  - Melhora em dois terços dos pacientes.
  - Sinais nem sempre se relacionam com a gravidade dos sintomas.

No quadro 1.5 estão descritos os inibidores da bomba de prótons e a equivalência de dose.

Quadro 1.5 – Inibidores da bomba de prótons e equivalência de dose.

20mg de omeprazol
30mg de lanzoprazol
40mg de esomeprazol ou pantoprazol

- Crianças:
  - Omeprazol e lanzoprazol são seguros e estão aprovados pelo FDA para crianças com idade superior a 1 ano.
  - Omeprazol 0,3/0,7-3,3/3,5mg/kg/dia.
  - Lanzoprazol 1,4mg/kg/dia ou 15mg $\leq$ 30kg ou 30mg $\geq$ 30kg.
  - Farmacocinética, biodisponibilidade e farmacodinâmica desses medicamentos não se alteram com a administração dos grânulos dos medicamentos dissolvidos em iogurte ou sucos de frutas.
  - Crianças necessitam de maiores doses de inibidores da bomba de prótons em comparação com adultos, em função do rápido metabolismo. A capacidade metabólica dessas drogas diminui com a idade.
  - Existem estudos que mostram o uso de inibidores da bomba de prótons contínuos por um ano em crianças sem graves efeitos adversos.
- Principais efeitos colaterais dos inibidores da bomba de prótons
  - Aumento das enzimas hepáticas.
  - *Rush*, náuseas, diarreia, cólicas, cefaleia, tontura e sonolência.

- Diminui a fenitoína.
- Nefrite intersticial.
- Hepatite tóxica.

Agentes pró-cinéticos
- Isoladamente são ineficazes para o tratamento da doença do refluxo faringolaríngeo.
- Indicados para casos específicos de grave dismotilidade associada.
- Domperidona e metoclopramida.
- Aumentam o tônus do esfíncter inferior do esôfago.
- Aceleram o esvaziamento gástrico.
- Largamente utilizados.

Bloqueador e antagonistas de receptor de histamina 2
- Cimetidina, ranitidina, famotidina, nizatidina.
- Utilizados de forma limitada.
- Adjuvantes para prevenir o rebote noturno e esquemas de desmame de medicações supressoras de ácido.

Antiácidos
Neutralizam a acidez estomacal temporariamente.

TRATAMENTO CIRÚRGICO

- Noventa e três por cento dos pacientes com sintomas clássicos e 56% com queixas supraesofágicas respondem à cirurgia.
- Indicações:
  - Refluxo faringolaríngeo grave, falha com o tratamento farmacológico agressivo, presença de complicações do refluxo.
  - Resistentes a tratamento clínico.
  - Não deseja a medicação e questões financeiras.
  - Quadros com necessidade de tratamento prolongado.
  - Manifestações extraesofágicas costumam ser mais resistentes a tratamento clínico.
  - Considerar em pacientes com leucoplasia de prega vocal, câncer de laringe e estenose subglótica.
  - Melhores candidatos: sem déficits neurológicos, refluxo bem diagnosticado e estabelecido e que apresentaram melhora dos sintomas com inibidores da bomba de prótons.

- Técnica de escolha: fundoplicatura de Nissen:
  - Método laparoscópico.
  - Existe maior número de trabalhos de fundoplicatura para os casos de doença do refluxo gastroesofágico do que para casos de doença do refluxo faringolaríngeo.
  - Complicações: 90% de taxa de sucesso, morbidade inesperada (taxa de mortalidade de 1%) e taxa de insucesso.

2. RINOSSINUSITE CRÔNICA

Tatiana Regina Teles Abdo

A rinossinusite crônica é definida como um grupo de doenças caracterizadas pela inflamação da mucosa do nariz e seios paranasais, com duração de no mínimo 12 semanas. Segundo alguns estudos, tem pior impacto na qualidade de vida quando comparada à artrite reumatoide e à doença pulmonar obstrutiva crônica[1].

A prevalência da rinossinusite crônica nos EUA é de aproximadamente 14% da população, e no Canadá, de 3,4% em homens e de 5,7% em mulheres. O Brasil carece de estudos que determinem a prevalência e a incidência das rinossinusites.

CLASSIFICAÇÃO

No quadro 2.1 é apresentada a classificação das rinossinusites[2].

Quadro 2.1 – Classificação das rinossinusites.

Rinossinusite aguda e intermitente	Sintomas com até 12 semanas de duração
Rinossinusite crônica e persistente Sem pólipos Com pólipos	Sintomas com mais de 12 semanas de duração
Rinossinusite aguda recorrente	4 ou mais episódios de rinossinusite aguda por ano

FATORES PREDISPONENTES E ASSOCIADOS

Alteração do transporte mucociliar

Discinesia ciliar primária – doença genética autossômica recessiva caracterizada por defeito na mobilidade de estruturas ciliares. Dentre os defeitos encontrados, a ausência total ou parcial dos braços de dineína é o mais reconhecido e comumente encontrado (síndrome de Kartagener: alterações no transporte mucociliar associadas a *situs inversus*). A deficiência crônica do *clearance* mucociliar leva a graves doenças sinopulmonares caracterizadas por rinossinusite crônica, otite média, polipose nasal e bronquiectasias associadas à infertilidade masculina.

Fibrose cística – doença genética autossômica recessiva, caracterizada por concentração anormal de íons (elevada de sódio e cloro no suor), aumento da viscosidade das secreções e da suscetibilidade à colonização, determinadas por anormalidades na proteína envolvida da regulação de canais iônicos. O acometimento sinusal é rotineiramente encontrado à tomografia com início dos sintomas mais frequentemente a partir dos 5 anos de idade, com quadros de rinossinusite crônica e polipose nasal.

Granulomatose de Wegener
É uma vasculite caracterizada clinicamente com pneumonite bilateral com tosse e hemoptise, sinusite crônica, ulceração da mucosa da rinofaringe e comprometimento renal. O diagnóstico é feito pelo exame histopatológico e pela dosagem do ANCA-C.

Imunodeficiências congênitas (imunodeficiência comum variável e deficiência de IgA) e imunodeficiências adquiridas (Aids)
São quadros de rinossinusite crônica de difícil tratamento ou rinossinusites de repetição.

Alergias
Acredita-se que a rinite alérgica pode estar associada e exacerbar os sintomas da rinossinusite crônica com pólipos, mas não é a causa da polipose.

Fatores genéticos
Fator hereditário associado a rinossinusite crônica com pólipos.

Fatores locais
Apesar de estudos mostrarem variações anatômicas em pacientes com rinossinusite crônica, nenhum deles correlacionou a alteração tomográfica como fator predisponente para a rinossinusite.

Iatrogênicos
São provocados por cirurgias nasossinusais de evolução ruim.

Asma
Está presente em 26% dos pacientes com rinossinusite crônica com pólipos. Em 69% dos casos a asma precedeu o quadro, enquanto os pólipos surgiram 9 a 13 anos depois.

Sensibilidade à aspirina
A rinossinusite crônica com pólipos pode estar associada à sensibilidade à aspirina.

DIAGNÓSTICO

Segundo as Diretrizes Brasileiras de Rinossinusites elaboradas pela Associação Brasileira de Otorrinolaringologia e Cirurgia Cervicofacial:

Clínico – a presença de dois ou mais dos seguintes sintomas: obstrução nasal, rinorreia anterior ou posterior, dor ou pressão facial, redução ou perda de olfato, por no mínimo 12 semanas.

Endoscópico – um ou mais achados endoscópicos: pólipos, secreção mucopurulenta drenando do meato médio, edema obstrutivo da mucosa no meato médio e/ou alterações de mucosa do complexo ostiomeatal ou seios paranasais visualizadas na tomografia de nariz e seios paranasais.

SINAIS E SINTOMAS

Os pacientes apresentam obstrução nasal em grau variado, sendo mais acentuada em portadores de rinossinusite crônica com pólipos associada a rinorreia anterior ou somente descarga retronasal. A tosse é sintoma comum principalmente em crianças. Apresenta períodos de exacerbação à noite e tem associação com a secreção retronasal que provoca inflamação secundária da faringe.

A dor facial é um sintoma pouco frequente nos quadros crônicos sem pólipos e, quando presente, sugere um episódio de reagudização.

Alterações olfatórias podem ocorrer, principalmente pela presença de secreções patológicas, pela destruição do epitélio olfatório pelo quadro inflamatório prolongado ou pela presença de pólipos dificultando a passagem das substâncias odoríferas dissolvidas no ar até as regiões do epitélio olfatório.

EXAME CLÍNICO

A rinoscopia deve ser realizada rotineiramente antes e após a aplicação de vasoconstritor tópico sobre a mucosa nasal (Fig. 2.1)[3].

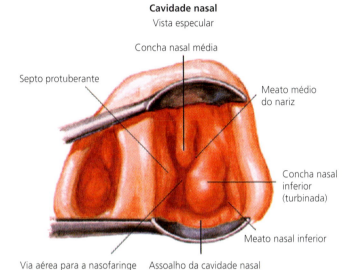

Figura 2.1 – Visão da rinoscopia anterior[3].

Material – espéculo nasal e espéculo de orelha em crianças e material para iluminação (espelho frontal + foco de luz, fotóforo ou otoscópio).

Técnica – paciente sentado, tem a asa do nariz afastada pelo espéculo e assim a fossa nasal fica exposta internamente.

Estruturas avaliadas – septo nasal, conchas inferiores, meato inferior, concha média e meato médio.

Achados do exame – desvios septais, hipertrofia de conchas inferiores, presença de pólipos, secreções.

EXAMES COMPLEMENTARES

Apesar de a rinossinusite poder ser diagnosticada na maioria dos pacientes apenas pela história clínica e pelo exame clínico, pacientes com sintomas persistentes ou recorrentes são indicados para a realização de exames de imagem.

Nasofibrolaringoscopia – a endoscopia nasal permite examinar porções mais posteriores da cavidade nasal, como meatos médios, superiores, e identificar a presença de edema, pólipos, crostas, desvios septais e secreção purulenta. É considerado exame obrigatório na avaliação e tratamento de pacientes com sintomas persistentes, recorrentes ou crônicos. É importante salientar que um exame endoscópico normal não exclui rinossinusite[4].

Material – pode ser realizada com endoscópios rígidos ou flexíveis. Os flexíveis (fibroscópios) são constituídos por fibras ópticas, podendo conter canais para biópsia e para aspiração. São considerados pelos pacientes mais confortáveis, possibilitam a avaliação da orofaringe e laringe no mesmo procedimento, porém perdem em luminosidade.

Técnica do exame – o paciente em posição confortável, em decúbito dorsal horizontal ou sentado tem sua mucosa nasal anestesiada. Em crianças pode ser realizado sob anestesia geral. O exame é realizado em três etapas: inicialmente inspecionamos o vestíbulo, o meato e a concha inferior até a nasofaringe; a seguir o recesso esfenoetmoidal e o meato superior; e finalizando com o meato médio[3] (Fig. 2.2).

Radiografia simples – técnica cada vez menos utilizada pelos otorrinolaringologistas. Ao interpretar o exame: observar a qualidade, se o desenvolvimento do seio paranasal é compatível com a idade e não utilizá-lo como parâmetro de melhora ou cura. Nos casos recorrentes ou crônicos, não avalia adequadamente o meato médio, o complexo ostiomeatal, o recesso esfenoetmoidal e o recesso frontal.

Tomografia de nariz e dos seios paranasais – são adquiridas imagens no plano coronal e axial com cortes finos, em torno de 3mm de espessura. As imagens são documentadas com janelas adequadas para a visualização das estruturas ósseas e dos tecidos moles. É considerada a técnica de imagem de escolha para a avaliação da rinossinusite. Está indicada nos casos de falha ao tratamento clínico, nos casos recorrentes ou crônicos, na presença de complicações e para o planejamento cirúrgico. Nos casos de rinossinusite crônica, podem-se observar: velamentos parciais ou totais dos seios paranasais, espessamentos ósseos das paredes dos seios, presença de massas em fossas nasais (pólipos), material com aspecto metálico dentro dos seios sugestivos de sinusite crônica fúngica (Figs. 2.3 e 2.4).

RINOSSINUSITE CRÔNICA 21

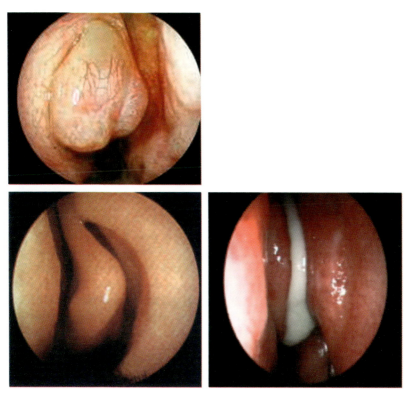

Figura 2.2 – Visão endoscópica: meato médio com polipose nasal, normal e meato médio com secreção purulenta[3].

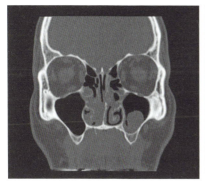

Figura 2.3 – Tomografia de paciente com rinossinusite crônica.

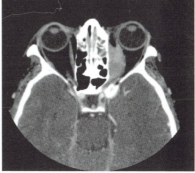

Figura 2.4 – Complicação orbital de rinossinusite.

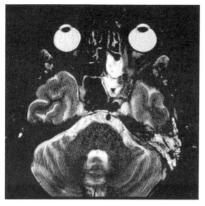

Figura 2.5 – Ressonância magnética de tumoração em seio esfenoidal.

Ressonância magnética – é utilizada para determinar a extensão de tumores para além dos limites dos seios paranasais, como as órbitas e o comprometimento intracraniano e também para diferenciar doença inflamatória infecciosa por bactérias ou vírus de doença de origem fúngica (Fig. 2.5).

Transiluminação e ultrassonografia – não são muito utilizadas pelo otorrinolaringologista devido aos altos índices de resultados falso-positivo e falso-negativo.

Bacteriologia e cultura de secreção nasal – indicada para casos recorrentes ou crônicos e para pacientes que não responderam satisfatoriamente ao tratamento convencional como os imunodeprimidos. As duas técnicas mais utilizadas para a coleta de secreção são a punção do seio maxilar e a técnica endoscópica com a utilização de um *microswab* ou por aspiração direta do meato médio.

Biópsias e anatomopatológico – indicados na suspeita de tumores, de vasculites e doenças granulomatosas, e também para estudo de pólipos e de mucosas dos seios paranasais obtidos pelo procedimento cirúrgico.

Outros exames:

Para avaliação do *clearance* mucociliar – teste da sacarina ou com radioisótopos, alterados em pacientes com disfunção ciliar.

Avaliação da frequência do batimento ciliar e da ultraestrutura ciliar – microscopia com contraste de fase e microscopia eletrônica de transmissão ou de varredura, indicadas em pacientes com suspeita de discinesia ciliar primária.

Laboratoriais – pesquisa de sódio e cloro no suor (fibrose cística), dosagem de imunoglobulinas totais e frações (diagnóstico de imunodeficiências), sorologia para HIV, pesquisa de ANCA-C (granulomatose de Wegener).

TRATAMENTO CLÍNICO

Antimicrobianos

Na terapêutica antimicrobiana na rinossinusite crônica, deve-se pensar, além dos agentes habituais da rinossinusite aguda, em *Staphylococcus aureus*, estafilococo coagulase-negativa associados a bactérias anaeróbias. O tempo de tratamento recomendado varia de três a seis semanas[5]. Em exacerbação aguda da rinossinusite crônica, alguns estudos mostraram que o tempo recomendado de três a seis semanas também é efetivo[6] (Quadro 2.2).

Quadro 2.2 – Tratamento clínico com antimicrobianos.

Antibióticos	Adultos	Crianças
Amoxicilina + clavulanato	1,5-4g/250mg/dia	90mg/6,4mg/kg/dia
Clindamicina	900-1.800mg/dia	10-30mg/kg/dia
Metronidazol + cefalexina (cefalosporina de primeira ou segunda geração)	1,2g + 1,5g/dia	15mg/kg/dia + 25-50mg/kg/dia
Metronidazol + cefuroxima	1,2g + 500mg – 1g/dia	15mg/kg/dia + 25-30mg/kg/dia
Metronidazol + cefprozil	1,2g + 500mg – 1g/dia	15mg/kg/dia + 15mg/kg/dia
Moxifloxacino	400mg/dia	Não se utiliza em crianças
Levofloxacino	500mg/dia	Não se utiliza em crianças

Antimicrobianos por período prolongado

Muitos trabalhos têm demonstrado que o uso de macrolídeos em baixas doses, por períodos prolongados (três meses) é efetivo no tratamento da rinossinusite crônica. Esse efeito decorre de sua ação anti-inflamatória, observada *in vitro* e em experiências clínicas. O uso deve ser considerado apenas em casos selecionados, na falha do tratamento com corticosteroides.

Corticosteroides sistêmicos e tópicos

Corticosteroides sistêmicos e tópicos são muito úteis como coadjuvantes no tratamento das rinossinusites, sua ação anti-inflamatória promove a redução do edema, facilitando a drenagem de secreções e a manutenção da permeabilidade dos óstios.

Utilizados por via oral ou tópica na forma de *spray* e gotas tópicas promovem redução no tamanho dos pólipos, melhora na obstrução nasal e do olfato. Quanto aos efeitos adversos, esses são mais frequentemente observados em pacientes que utilizam o corticosteroide por via oral que por via tópica e são mais intensos quanto maior a dose e a duração da medicação.

Corticosteroide sistêmico – utilizados por duas a três semanas em doses regressivas em pacientes que não apresentem contraindicações, no máximo quatro vezes ao ano, com efeitos colaterais mais intensos.

Corticosteroides tópicos – utilizados por período prolongado, tendo efeito comprovado sobre o tamanho do pólipo e efeitos colaterais raros[7].

Spray – budesonida (100-800µg/dia), fluticasona (200-400µg/dia), triancinolona (110- 440µg/dia) e mometasona (100-200µg).

Anti-histamínicos

Recomendados para pacientes alérgicos com rinossinusite crônica e polipose nasal.

Descongestionantes tópicos e sistêmicos

Não existe embasamento científico na literatura sobre o uso de descongestionantes em portadores de rinossinusite crônica.

Lavagem nasal

A irrigação da mucosa nasal com solução salina isotônica (0,9%) é uma medida clássica e segura, bastante útil na mobilização das secreções e hidratação da mucosa. Já as soluções hipertônicas (até 3%) aumentam a frequência do batimento ciliar e reduzem o edema da mucosa nasal. São indicadas como terapia coadjuvante no tratamento das rinopatias alérgicas, nas rinossinusites agudas e crônicas e no pós-

-operatório de cirurgias nasossinusais. Hoje tem-se a disposição no mercado uma série dessas soluções em forma de gel ou líquida com ou sem conservantes.

Formulação isotônica – água fervida morna 1.000ml + sal marinho ou grosso (1 colher das de sobremesa – 10ml) + bicarbonato de sódio (1 colher das de sobremesa – 10ml).

Formulação hipertônica – água fervida morna 1.000ml + sal marinho ou grosso (2 colheres das de sobremesa – 20ml) + bicarbonato de sódio (1 colher das de sobremesa – 10ml).

Mucolíticos

Podem ser utilizados, mas existe ainda grande controvérsia quanto às vantagens quando comparados com medidas como ingestão hídrica adequada, inalação de vapor e lavagem nasal. São citados seu uso em pacientes idosos e em portadores de discinesias.

Fitomedicamentos

A planta bastante utilizada no Brasil, a *Luffa operculata*, conhecida como buchinha-do-norte, não é recomendada, pois estudos experimentais mostraram efeitos deletérios sobre a mucosa respiratória. A liberação de grande quantidade de secreção após seu uso decorre em parte da ruptura de células com a liberação de líquido intracelular, além do risco de sangramento nasal.

Antileucotrienos

São indicados no tratamento da rinite e asma grave, corticodependentes e com intolerância a salicilatos. Estudos mostram bons resultados em portadores de rinossinusite crônica com pólipo. No Brasil, têm-se disponíveis para uso o montelucast e o zafirlucast.

TRATAMENTO CIRÚRGICO

A cirurgia endoscópica nasossinusal, amplamente aceita nos dias de hoje, tem como objetivo a recuperação da mucosa nasossinusal por meio da melhoria na ventilação nasossinusal e restabelecimento do *clearance* mucociliar, preservando ao máximo a mucosa[8].

Indicações

- Falha do tratamento medicamentoso; no caso de polipose administrá-lo por no mínimo três meses.
- Efeitos adversos do tratamento clínico.
- Baixa adesão do paciente ao tratamento medicamentoso.
- Queixa primária de obstrução nasal, hipersecreção e/ou alterações de olfato sem melhora com o tratamento clínico.
- Presença de sintomas persistentes em vias aéreas inferiores, sem melhora com o tratamento medicamentoso.
- Complicações de rinossinusites.

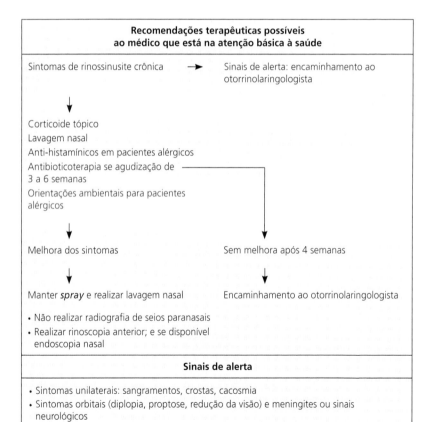

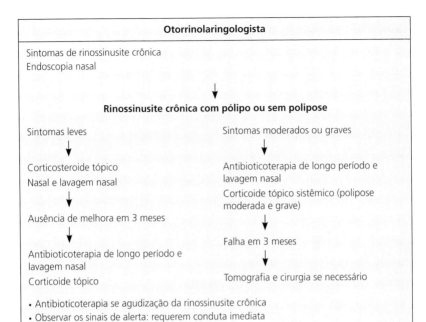

- Antibioticoterapia se agudização da rinossinusite crônica
- Observar os sinais de alerta: requerem conduta imediata
- Solicitar tomografia precocemente: doenças graves, pacientes imunocomprometidos e na presença de complicações e suspeita de tumores

REFERÊNCIAS BIBLIOGRÁFICAS

1. Benninger MS, Ferguson BJ, Hadley JA, Hamilos DL, Jacobs M, Kennedy DW, et al. Adult chronic rhinosinusitis: definitions, diagnosis, epidemiology, and pathophysiology. Otolaryngol Head Neck Surg 2003;129:51.
2. Fokkens W, Lund V, Bachert C, Clement P, Hellings P, et al. EAACI position paper on rhinosinusitis and nasal polyps. Rhinology 2005;18(Suppl):1.
3. Voegels R, Lessa M. Rinologia e cirurgia endoscópica dos seios paranasais. Rio de Janeiro: Revinter; 2006.
4. Fokkens W, Lund V, Bachert C, Clement P, Hellings P, et al. EAACI position paper on rhinosinusitis and nasal polyps. Rhinology 2007;45(Suppl 20):1.
5. Araújo E, Sakano E, Wekcx LLM. I Consenso Brasileiro de Rinossinusites. Rev Bras Otorrinolaringol 1999;65:3.
6. Araújo E, Sakano E, Voegels R. Diretrizes Brasileiras de Rinossinusites. Rev Bras Otorrinolaringol Suplemento 2008;74:2.
7. Bachert C, Watelet JB, Gevaert P, Van Cauwenberge P. Pharmacological management of nasal polyposis. Drugs 2005;65:1537.
8. Lund VJ. Evidence-based surgery in chronic rhinosinusitis. Acta Otolaryngol 2001; 121:5.

3. RINOSSINUSITE AGUDA

Francine Grecco de Mello Pádua

A rinossinusite é considerada um dos principais problemas de saúde, afetando cerca de 31 milhões de indivíduos nos Estados Unidos. Trata-se da quinta maior doença diagnosticada que necessita de antibióticos prescritos[1-3]. Indivíduos que estão frequentemente em contato com pessoas doentes, em instituições, são mais suscetíveis a adquirir a infecção.

Sabe-se que 90 a 95% das rinossinusites agudas bacterianas são precedidas por um episódio de infecção viral das vias aéreas superiores, enquanto 0,5 a 2% das infecções virais irão evoluir para um episódio bacteriano[1,4]. Adultos imunocompetentes podem apresentar de três a cinco episódios no ano, enquanto as crianças podem apresentar de 6 a 10 episódios[2,4,5]. A partir destes dados, pode-se estimar o quão alta é a prevalência da rinossinusite aguda bacteriana e seu impacto na saúde pública[5].

DEFINIÇÃO

Rinossinusite aguda é todo processo inflamatório da mucosa de revestimento da cavidade nasal e dos seios paranasais, com duração inferior a 12 semanas[2,6] (Fig. 3.1). Esta resposta inflamatória representa uma reação a um agente físico, químico ou biológico (bacteriano, fúngico ou viral), como também pode ser decorrente de mecanismos alérgicos. O termo rinossinusite é atualmente consensual, já que a rinite e a sinusite são uma doença em continuidade[2,6].

Dentre as rinossinusites agudas, a diferenciação entre um episódio viral ou bacteriano é essencial, com impacto direto no tratamento a ser considerado.

Assim, a **rinossinusite viral** (resfriado comum ou gripe) apresenta sintomas que duram menos de 10 dias, enquanto na **rinossinusite aguda não viral** os sintomas pioram a partir do quinto dia ou persistem por mais de 10 dias[2,6] (Fig. 3.2).

RINOSSINUSITE AGUDA 29

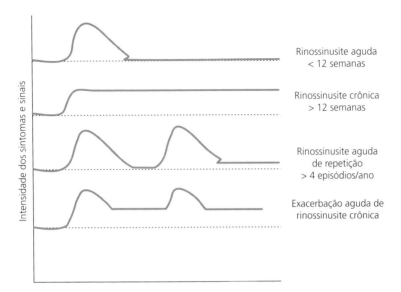

Figura 3.1 – Classificação temporal das rinossinusites.

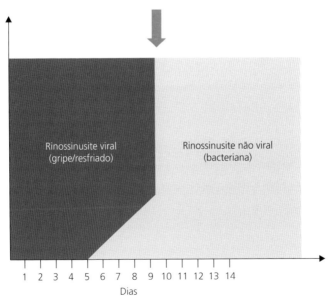

Figura 3.2 – Diferenciação entre rinossinusite viral e não viral[2].

DIAGNÓSTICO

O diagnóstico das rinossinusites é clínico, baseado em dados de anamnese e exame clínico[2,4-7] (Quadro 3.1). Clinicamente, os sinais e os sintomas de rinossinusites são os mesmos, seja ela aguda, subaguda, crônica ou recorrente, diferenciando-se entre si pela forma de evolução.

Quadro 3.1 – Diagnóstico para rinossinusite aguda.

Sintomas
Obstrução nasal ou congestão facial
Rinorreia anterior ou posterior
Hiposmia ou anosmia
Dor ou pressão facial

Endoscopia
Secreção purulenta no meato médio
Edema ou obstrução no meato médio
Pólipos nasais

Exame de imagem
Radiografia (não indicada)
Tomografia computadorizada
(doenças muito graves, sinais de complicação, imunodeprimidos)

SINTOMAS

O paciente deve apresentar pelo menos dois dos sintomas presentes no quadro 3.1, sendo que obrigatoriamente um deles deve ser obstrução nasal, congestão nasal ou rinorreia (anterior ou posterior), acompanhados ou não de dor, pressão facial e/ou redução ou perda do olfato[2,6].

EXAME CLÍNICO

Se possível, sempre realizar nasofibroscopia. Na rinossinusite aguda, podem-se visualizar rinorreia mucopurulenta em meato médio, edema de mucosa ou obstrução primária do meato médio[2,4-7].

EXAMES DE IMAGEM

Os exames de imagem não são necessários para o diagnóstico da rinossinusite[2,6]. Quando necessário, a tomografia computadorizada de seios paranasais é preferida à radiografia, uma vez que apresenta baixa sensibilidade e baixa especificidade[2,6,8,9]. No quadro 3.2, estão as indicações para a solicitação da tomografia computadorizada de seios paranasais. A ressonância magnética complementa o estudo tomográfico na procura de fatores predisponentes como tumores nasossinusais, massas com extensão intracraniana, ou nas complicações das rinossinusites, especialmente com extensões intracranianas[2,6].

Quadro 3.2 – Indicações para a solicitação da tomografia computadorizada de seios paranasais em pacientes com rinossinusite.

Sintomas nasossinusais muito graves
Suspeita de complicações das rinossinusites
Pacientes imunodeprimidos
Procura de fatores predisponentes nos casos agudos recorrentes e/ou crônicos
Estudo pré-operatório

GRAVIDADE DA DOENÇA[2]

Assim como o tempo de evolução dos sintomas têm impacto direto no tratamento, a gravidade da rinossinusite também.

Pede-se ao paciente para marcar em uma linha reta de 10cm o quanto seus sintomas o incomodam, onde o ponto 0 (zero) equivale à ausência de sintomas e o ponto 10 representa um quadro de incômodo mais grave (Fig. 3.3). Assim, pode-se classificar a rinossinusite, quanto à gravidade, da seguinte forma:

- **Discreta** – escala analogovisual de 0-3cm.
- **Moderada** – escala analogovisual > 3-7cm.
- **Grave** – escala analogovisual > 7-10cm.

MICROBIOLOGIA

Vários micro-organismos podem estar implicados na etiologia da rinossinusite aguda bacteriana (Quadro 3.3). Estudos revelam que 50 a 70% das rinossinusites são causadas por *Streptococcus pneumoniae, H. influenzae* e *Moraxella catarrhalis*, enquanto *Streptococcus* sp., *Neisseria* sp. e *Staphylococcus aureus* contribuem com menor frequência. Em crianças, os agentes mais comuns são: *H. influenzae* e *S. pneumoniae*. Outros estreptococos e estafilococos são menos frequentes[4,7,10].

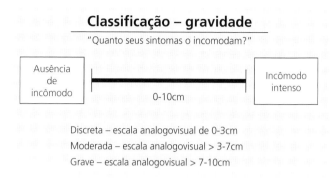

Figura 3.3 – Escala analogovisual de gravidade da rinossinusite[2].

Quadro 3.3 – Micro-organismos mais frequentemente encontrados na rinossinusite aguda.

Streptococcus pneumoniae
Haemophilus influenzae
Moraxella catarrhalis
Outras espécies de estreptococos*
Bactérias anaeróbias*
Staphylococcus aureus*

* Encontrados em uma pequena porcentagem de casos.

Em indivíduos imunodeprimidos, os fungos passam a ter um papel fundamental na etiologia da rinossinusite e devem ser considerados na escolha do tratamento[2,6].

TRATAMENTO CLÍNICO

No quadro 3.4 observam-se os possíveis tratamentos para a rinossinusite aguda baseados em evidência clínica. Na figura 3.4 verifica-se um organograma de tratamento sugerido para adultos nos cuidados primários de saúde[2].

ANTIBIÓTICOS

A prescrição do antibiótico vai depender da duração dos sintomas, da gravidade da doença e do uso prévio ou não de medicação.

Dessa forma, se o paciente apresenta doença leve ou discreta, sem uso prévio de medicação nas últimas quatro a seis semanas, está indica-

Quadro 3.4 – Tratamento da rinossinusite aguda bacteriana em adultos baseado em evidências[2].

Medicação	Nível de evidência	Recomendação	Relevância
Antibiótico por via oral	Ia	A	Sim
Corticoides por via oral	Ib	A	Sim
Corticoide tópico nasal isolado (monoterapia)	Ib	A	Sim
Associado a antibiótico por via oral	Ib	A	
Anti-histamínico em paciente alérgico	Ib	B	Não
Lavagem nasal	Sem evidência	D	Sim (sintomáticos)
Descongestionantes orais e tópicos	Sem evidência	D	

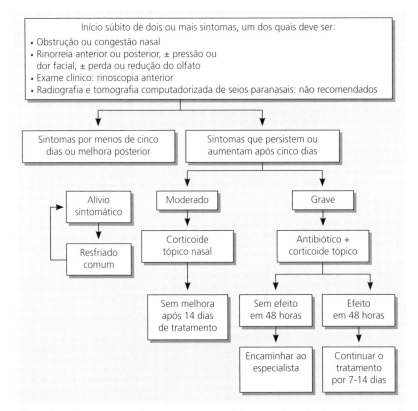

Figura 3.4 – Organograma de tratamento para adultos com rinossinusite aguda para médicos não especialistas do sistema primário de saúde[2].

da como primeira escolha amoxicilina, amoxicilina + clavulanato ou cefalosporinas[1,4,5,7,10,11]. No paciente alérgico aos betalactâmicos, pode-se optar pela combinação de sulfametoxazol + trimetoprima ou macrolídeos[1]. Se os sintomas piorarem ou não melhorarem em 72 horas, pode-se optar pela amoxicilina + clavulanato (caso ainda não tenha utilizado), quinolonas ou ceftriaxona.

Se apresenta, no entanto, doença leve, mas já usou medicação nas últimas quatro a seis semanas, ou doença moderada, prescrever amoxicilina + clavulanato, quinolona ou ceftriaxona[1,4,5,7,10,11] (Quadro 3.5). Reavaliar o paciente em 72 horas. Caso tenha utilizado duas medicações sem melhora, pensar em possível complicação (orbital, intracraniana ou óssea) e solicitar tomografia computadorizada de seios paranasais[2,6,12-14].

CORTICOIDES ORAIS

Indicados em associação com os antibióticos orais na melhora da dor intensa, especialmente no início do quadro de rinossinusite aguda[2,6].

CORTICOIDES TÓPICOS NASAIS

Estudos mostram a eficácia dos corticoides tópicos nasais como monoterapia, assim como em associação aos antibióticos por via oral na melhora dos sintomas da rinossinusite aguda bacteriana, sendo preconizados para seu tratamento[2,6].

ANTI-HISTAMÍNICOS

Mostram alívio dos sintomas alérgicos em pacientes com rinite alérgica associada a rinossinusite. Não têm evidência clínica na melhora dos sintomas da rinossinusite em pacientes não alérgicos[2,6].

TRATAMENTO CIRÚRGICO

Na rinossinusite aguda, o procedimento cirúrgico está indicado na falha do tratamento clínico, na presença de complicações orbitais, intracranianas e ósseas e nos casos de rinossinusite aguda de repetição, a fim de eliminar fatores anatômicos predisponentes[2,6,12-14].

Quadro 3.5 – Recomendações para antibioticoterapia em adultos.

Terapia inicial em adultos	Opções terapêuticas (sem melhora ou piora dos sintomas em 72 horas)
Doença leve sem uso recente de antibióticos (4 a 6 semanas)	
Amoxicilina Amoxicilina + clavulanato Cefpodoxima proxetil Cefuroxima axetil	Levofloxacino, moxifloxacino Amoxicilina + clavulanato Ceftriaxona
Alérgicos a betalactâmicos Sulfametoxazol + trimetoprima Azitromicina, claritromicina, eritromicina	Levofloxacino, moxifloxacino
Doença leve com uso recente de antibióticos (4 a 6 semanas) ou doença moderada	
Levofloxacino, moxifloxacino Amoxicilina + clavulanato Ceftriaxona Combinação de drogas	Reavaliar paciente
Alérgicos a betalactâmicos Levofloxacino, moxifloxacino	Reavaliar paciente

REFERÊNCIAS BIBLIOGRÁFICAS

1. Sinus and Allergy Health Partnership. Antimicrobial Treatment Guidelines for Acute Bacterial Rhinosinusitis. Suppl Otolaryngol Head Neck Surg 2004;130: 130.
2. Fokkens W, et al. European position paper on rhinosinusitis and nasal polyps. Int Rhinol 2007;(Suppl 20).
3. National Ambulatory Medical Care Survey – USA; 2002.
4. Meltzer EO, et al. Rhinosinusitis: establishing definitions for clinical research and patient care. Otolaryngol Head Neck Surg 2004;131:S1.
5. Sharp H, Denman D, Puumala S, Leopold D. Treatment of acute and chronic rhinosinusitis in the United States, 1999--2002. Arch Otolaryngol Head Neck Surg 2007;133:260.
6. Diretrizes Brasileiras de Rinossinusites. Rev Bras Otolaringol 2008;74(Suppl 1).
7. Benninger M. Guidelines on the treatment of ABRS in adults. Int J Clin Pract 2007;61:873.
8. Arango P, Kountakis S. Significance of computed tomography pathology in chronic rhinosinusitis. Laryngoscope 2001; 111:1779.
9. Mendonça ML, Santos Junior RC, Sperandio FA, Miziara ID, Butugan O. Valor do raio X simples dos seios paranasais no diagnóstico da sinusite aguda. Rev Bras Otorrinol 1999;65:415.
10. Scheid D, Hamm R. Acute bacterial rhinosinusitis in adults: part II. Treatment. Am Fam Phisician 2004;70:1697.
11. Desrosiers M, Duval M. Guidelines for management of acute bacterial rhinosinusitis: impact on Quebec physicians prescriptions for antibiotics. Otolaryngol Head Neck Surg 2007;136:258.
12. Neves M, Butugan O, Voegels R. Complicações das rinossinusites. In: Rinologia e cirurgia endoscópica dos seios paranasais. Rio de Janeiro: Revinter; 2006.
13. Chandler JR, Langenbrunner DJ, Stevens ER. The pathogenesis of orbital complications in acute sinusitis. Laryngoscope 1970;80:1414.
14. Mortimore S, Wormald PJ. The Groote Schuur hospital classification of the orbital complication of sinusitis. J Laryngol Otol 1997;111:719.

4. RINITES

Fabio de Rezende Pinna
Fabrizio Ricci Romano

O tema rinite não deve ser observado como uma moléstia essencialmente otorrinolaringológica, uma vez que faz parte do cotidiano de pediatras, alergologistas, pneumologistas e clínicos gerais. A rinite, então, representa, uma questão de saúde pública mundial, uma vez que afeta de 10 a 25% da população e sua prevalência está crescendo. A propósito, essa prevalência é muito variada por todo o mundo. Segundo Simons[1], a rinite perene pode afetar até 21% da população geral em alguns países[1]. Os números vão de 0,5% na Suíça a 29% no Reino Unido[2]. No entanto, existe um consenso de que a incidência vem aumentando de forma gradativa. Atualmente, estima-se que chegue a mais de 40% na Suécia, Cingapura e Hong Kong, por exemplo. Segundo Esteves[3], a partir de um estudo transversal em escolares de 13 a 14 anos da cidade de Curitiba, a prevalência de rinite alérgica perene em crianças foi de 12,2% e em adultos foi de 25,4%, considerando sintomas naso-oculares e sensibilização ao *Dermatophagoides pteronyssinus*. O objetivo desse capítulo é apresentar ao médico generalista os principais aspectos da rinite, dando ênfase ao seu diagnóstico e primeiras abordagens terapêuticas.

Existem vários tipos de rinites, divididos em dois grandes grupos, **alérgica** e **não alérgica**, sendo este último novamente dividido em vários subgrupos, como o da rinite infecciosa, eosinofílica não alérgica, idiopática, irritativa, gustativa, hormonal e outros (Fig. 4.1). Excetuando-se às infecciosas virais, a rinite alérgica (reação do tipo I segundo a classificação de Gell e Coombs) corresponde ao maior grupo. Sua característica é uma inflamação eosinofílica da mucosa nasal e seios paranasais, de caráter crônico, resultante de uma reação mediada por IgE. Rinite alérgica é clinicamente definida como uma doença sintomática do nariz induzida por exposição a alérgenos e por uma reação inflamatória da mucosa nasal mediada por IgE.

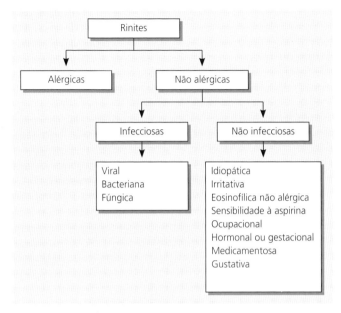

Figura 4.1 – Classificação das rinites.

Ela pode apresentar um somatório dos seguintes sintomas: rinorreia, obstrução nasal, prurido e/ou espirros. Nos casos crônicos ou mais graves, há possibilidade de associação à perda de olfato e paladar. Esses sintomas estão presentes apenas em determinadas época do ano, chamando-se **rinite sazonal**, ou persistem indefinidamente, caracterizando a forma **perene**. Na doença sazonal, mais comum em países onde as estações do ano são mais definidas, a IgE específica é dirigida aos alérgenos encontrados no ambiente externo, como polens de gramíneas, árvores, flores e esporos de fungos. Ao contrário, a doença perene é usualmente associada à sensibilidade a alérgenos de ambientes fechados, cujo ácaro é o mais típico exemplo, seguido de outros, como fungos, animais domésticos (cães e gatos) e insetos (barata).

Várias teorias tentam explicar esse aumento de incidência e a poluição parece ter grande participação, inclusive em sua morbidade. A exposição crônica aos poluentes atmosféricos, como ozônio, óxido de nitrogênio, dióxido de enxofre, fumaça de tabaco, formaldeído, ácidos voláteis orgânicos, altera as propriedades fisiológicas nasais.

Rinite e asma são comorbidades que são comumente encontradas no mesmo paciente, seguindo a teoria da "via aérea única".

QUADRO CLÍNICO

Os sintomas da rinite alérgica incluem: obstrução nasal, rinorreia aquosa, prurido nasal, espirros, que podem ser revertidos por tratamento ou espontaneamente. Apesar de a sintomatologia ser a mesma em todos os tipos de rinite, o diagnóstico diferencial é realizado a partir de uma boa anamnese (história pessoal ou familiar de atopia) e alguns exames complementares que confirmam ou não a atopia. A gravidade da doença pode ser classificada conforme descrito a seguir.

Ao exame clínico, as conchas nasais inferiores podem aparecer com uma coloração rósea (normal), avermelhada, pálida ou cianótica (Fig. 4.2). Podem apresentar-se normotrópicas ou edemaciadas com bloqueio nasal discreto, com comprometimento parcial da respiração em uma ou ambas as fossas nasais ou, ainda, impedindo a respiração uni ou bilateral. Quanto às secreções encontradas, estas podem estar ausentes, a mucosa pode apresentar-se úmida, a secreção estar visível em conchas ou assoalho da fossa nasal e ser profusa, com drenagem abundante.

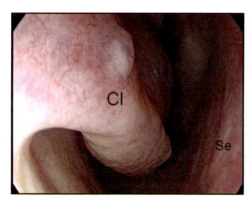

Figura 4.2 – Endoscopia nasal de fossa nasal direita mostrando edema e palidez de mucosa nasal. CI = concha inferior; Se = septo nasal.

CLASSIFICAÇÃO

A nova classificação de rinite alérgica está baseada em alguns parâmetros (Fig. 4.3):
   a) sintomas e qualidade de vida;
   b) de acordo com a duração: "intermitente" ou "persistente";
   c) de acordo com a gravidade da doença: "discreta", "moderada", "moderada-grave".

Discreta	Intermitente
Sono normal Atividades normais diárias: esporte, lazer Sem comprometimento da qualidade de vida no trabalho e escola	Sintomas < 4 dias por semana ou < 4 semanas
Moderada-grave	**Persistente**

Um ou mais dos itens abaixo:
  Sono anormal
  Comprometimento das atividades diárias como esporte e lazer
Problemas no trabalho e escola
Piora da qualidade de vida
	Sintomas
	  $\geq$ 4 dias/semana
	  e $\geq$ 4 semanas

Figura 4.3 – Classificação das rinites conforme a gravidade da doença.

COMO DIAGNOSTICAR ADEQUADAMENTE A RINITE?

O diagnóstico de rinite alérgica é dado por meio de uma história detalhada, exame clínico, em que, comumente, encontram-se mucosa pálida e edemaciada, teste de hipersensibilidade imediata cutânea *prick test* e dosagem de IgE sorológica específica. Os testes de provocação nasal são raramente utilizados e têm pouca aplicação prática[4].

Os testes alérgicos confirmam a hipótese diagnóstica de atopia. O teste cutâneo é um teste *in vivo*, feito com a estimulação direta do antígeno sobre a pele, sendo aplicado por via intracutânea (intradérmica) ou epicutânea (denominado de *prick test*), que é realizado por meio da escarificação da pele[5].

O RAST (*radio allergon sorbent test*) é um teste *in vitro* que corresponde à dosagem da presença de IgE específica no sangue ao antígeno estudado. Esse teste não traz nenhuma informação adicional ao teste cutâneo, devendo ser indicado nos casos em que o *prick test* está contraindicado (risco de reação grave ao teste cutâneo, doenças cutâneas, impossibilidade quanto à suspensão da medicação para a realização do exame).

Outros exames que podem auxiliar no diagnóstico são a provocação nasal (utilizados principalmente em ensaios clínicos), o citológico nasal (analisa as células na secreção nasal e pode auxiliar na diferenciação entre rinopatias inflamatórias e infecciosas; apresenta pouca especificidade), a dosagem de imunoglobulinas (IgA, IgE, IgM, IgG): indicada nos casos de rinites infecciosas recorrentes a fim de detectar algum fator predisponente. É importante salientar que a detecção do aumento de IgE é um método bastante sensível, mas pouco específico, para o diagnóstico de doenças alérgicas. O aumento dos níveis de eosinófilos, acima de 5% dos leucócitos observados ao hemograma, pode ser indicativo de doença alérgica, podendo, no entanto, as parasitoses intestinais, a escabiose, as doenças linfoproliferativas, a dermatite vesicobolhosa e a sarcoidose cursar com eosinofilia.

Os exames de imagem, em geral, não são necessários.

COMO UM MÉDICO GENERALISTA PODE INICIAR O TRATAMENTO?

É sempre bom orientar ao paciente dos benefícios da higiene ambiental e umidificação do ar ambientes antes mesmo da administração de fármacos.

No entanto, o médico generalista pode também iniciar as primeiras abordagens terapêuticas das diferentes classes de rinite, conforme indicado na figura 4.4.

As principais vertentes do tratamento da rinite podem ser enumeradas em[6,7]:

Higiene ambiental – evitar alérgenos como ácaros presentes em tapete, carpete, poeira são itens importantes em qualquer proposta terapêutica para a rinite alérgica.

Medicações – o tratamento farmacológico é baseado em quatro classes principais de medicamentos:

1. Anti-histamínicos orais antirreceptores H_1 sistêmicos de primeira geração (hidroxizina). Vale a pena lembrar que tal classe de medicação não atende critérios de segurança e eficácia do ARIA/EAACI. Também podem-se encontrar os anti-histamínicos de segunda geração (loratadina, desloratadina, cetirizina e azelastina), que apresentam poucos efeitos colaterais centrais, como sonolência.

2. Anti-histamínicos antirreceptores H_1 local. Por exemplo, azelastina e levocabastina.

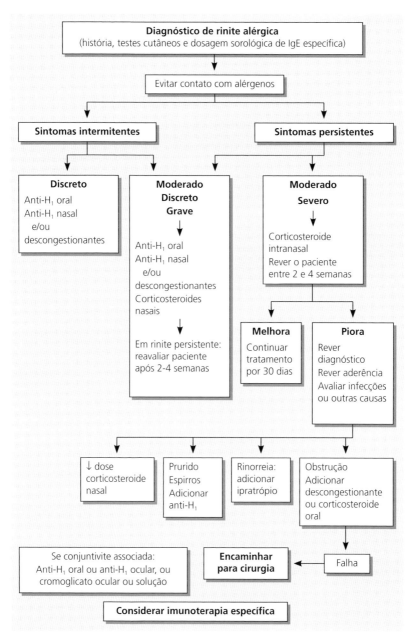

Figura 4.4 – Algoritmo de tratamento de rinite alérgica (adolescentes e adultos). Fonte: ARIA, 2007 www.whiar. org.

3. Corticosteroides intranasais: beclometasona, budesonida, mometasona, fluticasona, triancinolona.
4. Corticosteroides orais ou sistêmicos: dexametasona, hidrocortisona, metilprednisolona, prednisolona, prednisona, triancinolona, betametasona, deflazacort.

QUANDO PENSAR EM ENCAMINHAR AO OTORRINOLARINGOLOGISTA?

Cabe ao médico generalista iniciar o tratamento clínico da rinite seguindo, por um curto período de tempo (no máximo dois meses), as medicações prescritas acima[8,9]. Em casos de não melhora com o tratamento por esse período de tempo, deve-se encaminhar a um otorrinolaringologista para que ele possa dar continuidade ao tratamento seguindo o algoritmo da figura 4.4. Cabe exclusivamente ao especialista as seguintes abordagens[10-12]:

Imunoterapia específica – pode ser utilizada em casos de falha do tratamento farmacológico.

Cirurgia – pode ser utilizada como terapia adjuvante em pequena parcela de pacientes que cursem com queixas predominantemente obstrutivas.

Em caso de melhoras, regredir os passos do algoritmo. Em caso de piora, avançar os passos.

REFERÊNCIAS BIBLIOGRÁFICAS

1. Simons FER, Prenner BM, et al. Efficacy and safety of desloratadine in the treatment of perennial allergic rhinitis. J Allergy Clin Immunol 2003;III:617.
2. Schenkel EJ. Effect of desloratadine on the control of morning symptoms in patients with seasonal and perennial allergic rhinitis. Allergy Asthma Proc 2006;27:456.
3. Esteves PC, Rosario Filho, et al. Prevalência de rinite alérgica perene e sazonal, com sensibilização atópica ao *Dermatophagoides pteronyssinus* (Dp) e ao *Lolium multiflorum* (LOLIUM) em escolares de 13 e 14 anos adultos de Curitiba. Rev Bras Alergia e Imunopatol 2000;23: 249.
4. Busquet J, Bindslev-Jensen C. The ARIA/EAACI criteria for antihistamines: an assessment of the efficacy, safety and pharmacology of desloratadine. Allergy 2004: 59(Suppl. 77):4.
5. Murdoch D, Goa K, Keam SJ. Desloratadine. An Update of its Efficacy in the Management of Allergic Disorders. Drugs 2003;63:2005.
6. Castro FFM. Rinite alérgica: modernas abordagens para uma clássica questão. São Paulo: Lemos Editorial; 1997.p.20.
7. Mello Jr JF, Mion O. Rinite alérgica. In: Campos CAH, Costa HOO, eds. Tratado de otorrinolaringologia. São Paulo: Roca; 2002.

8. Mion O, Mello Jr JF. Rinites não-alérgicas. In: Campos CAH, Costa HOO, eds. Tratado de otorrinolaringologia. São Paulo: Roca; 2002.
8. Bento RF, Miniti A, Butugan O. Otorrinolaringologia: clínica e cirurgia. São Paulo: Atheneu; 2000.
10. Wiikman C, Chung D, Lorenzetti F, Lessa MM, Voegels RL, Butugan O. Comparação entre a solução salina fisiológica e a hipertônica tamponada após cirurgia endoscópica nasossinusal. São Paulo: Arq Otorrinolaringol 2002;6:98-102.
11. Voegels RL, Lessa MM, Butugan O, Bento RF, Miniti A. Condutas práticas em otorrinolaringologia. Disciplina de Otorrinolaringologia da Faculdade de Medicina da Universidade de São Paulo; 2005. p. 119.
12. Voegels RL, Abdo T. Rinologia e cirurgia endoscópica dos seios paranasais. In: Voegels RL, Abdo T. "Fisiologia do nariz e seios paranasais". Rio de Janeiro: Revinter; 2006.

5. RINITE ALÉRGICA

João Ferreira de Mello Júnior

Rinite corresponde a uma inflamação da mucosa de revestimento nasal, caracterizada pela presença de um ou mais dos seguintes sintomas: congestão nasal, rinorreia (anterior ou posterior), espirros, prurido e hiposmia. A rinite alérgica é definida como a inflamação da mucosa de revestimento nasal, mediada por IgE (reação de tipo I, segundo a classificação de Gell e Coombs), após exposição a alérgenos, cujos sintomas (obstrução nasal, rinorreia aquosa, espirros e prurido nasal) são reversíveis espontaneamente ou com tratamento.

As rinites podem ser classificadas levando-se em consideração critérios clínicos, frequência e intensidade dos sintomas, tipo celular predominante na citologia ou etiologia (Quadro 5.1).

A iniciativa ARIA (*Allergic Rhinitis and Its Impact on Asthma*), realizada com o apoio da Organização Mundial da Saúde, utiliza a frequência, a intensidade dos sintomas e os aspectos de qualidade de vida para classificar a rinite alérgica (Fig. 5.1), independente do agente etiológico envolvido (ácaros, fungos, polens etc.).

A prevalência da rinite alérgica no Brasil varia de acordo com a região geográfica, alcançando, em alguns locais, 30%. Ela está relacionada a alterações do desenvolvimento no crescimento craniofacial consequente à obstrução nasal, o chamado "respirador bucal". Além disso, pacientes com rinite alérgica têm potencialmente maiores riscos de apresentarem disfunção tubária e rinossinusite aguda ou crônica, embora mais estudos sejam necessários para tal confirmação. Associa-se de forma relevante à asma. Existem diversas evidências científicas de que sua epidemiologia, fisiopatologia, fatores desencadeantes e agentes terapêuticos são semelhantes. Este é o conceito de vias aéreas unidas, nas quais a doença alérgica atinge o trato respiratório como um todo, podendo os sintomas predominarem nas vias aéreas inferiores, superiores ou em ambas.

RINITE ALÉRGICA 45

Quadro 5.1 – Classificação das rinites quanto a sua etiologia[12].

Infecciosa
  Viral
  Bacteriana
  Outros agentes

Alérgica

Ocupacional
  Alérgica
  Não alérgica

Induzida por drogas
  Vasoconstritores tópicos (rinite medicamentosa)
  Ácido acetilsalicílico
  Anti-hipertensivos
  Antipsicóticos
  Outras

Hormonal

Outras causas
  Rinite eosinofílica não alérgica
  Irritantes
  Alimentos
  Emocional
  Atrófica
  Refluxo gastroesofágico
  Outras

Idiopática

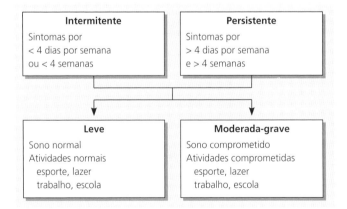

Figura 5.1 – Classificação da rinite alérgica segundo a iniciativa ARIA (*Allergic Rhinitis and Its Impact on Asthma*)[3].

DIAGNÓSTICO

O diagnóstico da rinite alérgica é clínico baseado no aparecimento dos sintomas (espirros em salva, coriza, obstrução nasal e prurido nasal e/ou no palato e nos olhos) quando há exposição aos alérgenos, principalmente aqueles inalados. Contudo, podem surgir, também, com exposição aos irritantes inespecíficos e outros agentes. Para esses fatores, não há reação imunológica mediada por IgE, mas sim hiper-reatividade do sistema nervoso autônomo, envolvendo a liberação de neuropeptídeos. Os principais fatores associados ao surgimento dos sintomas da rinite alérgica estão descritos no quadro 5.2.

Quadro 5.2 – Fatores associados ao desencadeamento dos sintomas da rinite alérgica[12].

Alérgenos (mecanismo mediado por IgE)
Ácaros da poeira domiciliar – *Dermatophagoides pteronyssinus*, *Dermatophagoides farinae*, *Blomia tropicalis*
Fungos – *Cladosporium* sp., *Aspergillus* sp., *Alternaria* sp. e *Penicillium notatum*
Animais – cão e gato
Baratas – *Blatella germanica* e *Periplaneta americana*
Polens – *Lolium multiflorum*
Outros – látex, poeira de madeiras etc.

Irritantes e poluentes ambientais (mecanismo não mediado por IgE)
Fumaça de cigarro, poluentes intradomiciliares, ozônio, óxido de nitrogênio, dióxido de enxofre etc.

Por tratar-se de uma doença com herança genética, encontra-se história clínica pessoal e familiar de outras doenças atópicas, como alguns tipos de dermatite e de asma.

O exame clínico dos pacientes é bastante característico, no qual podem-se observar uma prega no dorso nasal, consequência do ato de coçá-lo, as pregas de Dennie-Morgan (pregas localizadas na pálpebra inferior), boca entreaberta (e outros sinais de respiração bucal crônica), além de hipertrofia e palidez das conchas nasais e presença de secreção hialina. Nos casos em que há associação com sintomas oculares (rinoconjuntivite), o exame poderá revelar, entre outros achados, hiperemia conjuntival.

Os recursos laboratoriais a serem utilizados no diagnóstico das rinites alérgicas são subdivididos em inespecíficos e de detecção etiológica dos alérgenos. Exames como hemograma completo (considerando-se os níveis de eosinófilos séricos), dosagem de IgE total, bacterioscopia e bacteriologia da secreção nasal, rinomanometria, rinometria acústica, exames radiológicos e biópsia não definem a etiologia da rinite alérgica. Para isso, utiliza-se a dosagem de IgE específica para cada alérgeno. Dispõe-se de testes *in vivo*, como os cutâneos de hipersensibilidade imediata, e *in vitro* por método imunoenzimático e mais recentemente por imunofluorométrico. A elevação dos níveis de IgE total ou de eosinófilos séricos e/ou na secreção nasal são indicadores indiretos de atopia, pois podem estar aumentados em outras condições não alérgicas. Os testes de provocação nasal são reservados para situações especiais, como, por exemplo, estudos acadêmicos (Fig. 5.2).

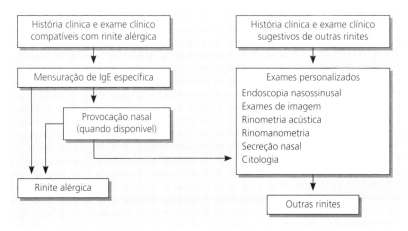

Figura 5.2 – Exames diagnósticos para as rinites[12].

TRATAMENTO

A terapêutica clínica da rinite alérgica compõe-se da higiene ambiental, medidas farmacológicas, imunoterapia específica com alérgenos e utilização de solução salina tópica nasal.

O objetivo da higiene ambiental é reduzir o contato com os antígenos e irritantes inespecíficos. Os principais pontos a serem observados na sua orientação estão detalhados no quadro 5.3.

Diversos mediadores químicos são liberados durante a ativação dos mastócitos, sensibilizados pela IgE, quando em contato com os antígenos. Dentre eles os da histamina, prostaglandinas e leucotrienos são muito importantes. Esses mediadores, além de serem responsáveis pelos

Quadro 5.3 – Orientações gerais quanto à higiene ambiental[12].

Fatores alergênicos

Preferencialmente, os ambientes onde o paciente permanece devem ser ventilados e ensolarados, principalmente o quarto de dormir

Dar preferência aos colchões e travesseiros de espuma, fibra ou látex. Se possível, envolvê-los com material plástico ou capas que impeçam a passagem dos ácaros

Evitar tapetes, carpetes, cortinas e almofadas. Dar preferência a pisos de cerâmica, vinil e madeira e cortinas que possam ser limpos com pano úmido

Evitar bichos de pelúcia, estantes com livros e revistas no quarto de dormir

Combater o mofo e a umidade principalmente no quarto de dormir. Uma medida paliativa é a utilização de solução de ácido fênico entre 3 e 5% nos locais embolorados, até que se proceda à resolução definitiva dessa umidade

Evitar o uso de vassouras, espanadores e aspiradores de pó comuns. Passar pano úmido diariamente na casa ou usar aspiradores de pó com filtros especiais tipo HEPA (*High Efficiency Particulate Air Filter*)

Evitar animais de pelo ou pena

Irritantes inespecíficos

Evitar inseticidas, produtos de limpeza com forte odor, talcos, perfumes e desodorantes

Evitar o tabagismo direto ou indireto dentro de ambientes fechados

Roupas e cobertores devem ser lavados e secos ao sol antes do uso

sintomas (obstrução nasal e prurido nasais, espirros e coriza – fase imediata), atraem células inflamatórias como os eosinófilos. A elevação dessas células na mucosa nasal caracteriza um processo inflamatório ativo, havendo liberação de mediadores capazes de lesar o epitélio (fase tardia). Contribuindo para o agravamento dos sintomas encontra-se uma hiper-reatividade do sistema nervoso autônomo que regula a fisiologia nasal.

Os medicamentos mais importantes disponíveis para o controle dos sintomas da rinite alérgica são os anti-histamínicos, descongestionantes e corticosteroides (Quadro 5.4).

Os anti-histamínicos atuam sobre os receptores da histamina induzindo-os a sua forma inativa. Na rinite alérgica, são os receptores H_1 os mais importantes. Apresentam rápido início de ação clínica, sendo divididos em clássicos (primeira geração) e não clássicos (segunda geração), de acordo com o grau de sedação que desencadeiam. Os anti-histamínicos de segunda geração (não sedantes) apresentam efeitos anti-inflamatórios (inflamação alérgica) demonstrados *in vitro*. Ainda não está estabeleci-

Quadro 5.4 – Ação dos medicamentos sobre os sintomas da rinite alérgica[12].

	Espirros	Rinorreia	Obstrução nasal	Prurido nasal
Anti-histamínico				
Oral	++	++	+	+++
Tópico nasal	++	++	+	++
Corticosteroide				
Tópico nasal	+++	+++	+++	++
Cromona				
Tópica nasal	+	+	+	+
Descongestionante				
Oral	0	0	+++	0
Tópico nasal*	0	0	++++	0
Antileucotrienos	0	+	++	0

* Utilizar com cautela pelo risco de desencadear a rinite medicamentosa.

da qual a relevância desse mecanismo *in vivo*. Podem ser utilizados por via oral ou tópica nasal. Como sua ação sobre a obstrução nasal não é muito intensa, algumas vezes são administrados em associação com descongestionantes. Estes também apresentam formulação por via oral ou tópica. Sempre lembrar que os de aplicação tópica geram a rinite medicamentosa quando empregados por mais de 5 a 10 dias. Ambas as apresentações podem elevar, embora de maneira discreta, a frequência cardíaca e a pressão sistólica.

Os corticosteroides tópicos apresentam efeitos anti-inflamatórios relevantes na cascata alérgica *in vivo*, representando uma terapêutica segura e efetiva no controle dos sintomas. Estão disponíveis no mercado formulações para uso tópico nasal, como o dipropionato de beclometasona, a acetonida de triancinolona, a budesonida, o propionato de fluticasona e o furoato de mometasona. O furoato de mometasona está aprovado para a administração a partir dos 2 anos de idade; o propionato de fluticasona e a budesonida dos 4 anos; e o dipropionato de beclometasona e a acetonida de triancinolona, após os 6 anos de idade.

Os corticosteroides sistêmicos são utilizados em casos graves e por curto espaço de tempo. As formulações injetáveis de depósito não são recomendadas, pois têm potencial de acarretar efeitos colaterais graves e causar supressão da função adrenocortical.

Outros medicamentos disponíveis são o cromoglicato dissódico e o montelucaste (antileucotrieno). O cromoglicato dissódico, um estabilizador da membrana dos mastócitos, deve ser utilizado de forma preventiva. Apresenta efeito sobre os principais sintomas, porém de forma leve. Possui grande segurança clínica e não está relacionado a efeitos colaterais relevantes. Os antileucotrienos (montelucaste) competem com os leucotrienos liberados na reação inflamatória alérgica, reduzindo a coriza e a vasodilatação, atuando, portanto, sobre a congestão nasal. Representam uma boa opção terapêutica naqueles pacientes que apresentam rinite e asma associadas, além de possuir um perfil de segurança muito elevado.

Não está disponível em nosso meio a apresentação tópica nasal do brometo de ipratrópio, que, pela sua ação anticolinérgica, controla de forma adequada a rinorreia.

Do ponto de vista terapêutico, o ideal é não utilizar nenhum tipo de fármaco durante a gravidez, principalmente no primeiro trimestre, pois esse é o período de maior risco para o desenvolvimento de malformações. Algumas drogas são classificadas como classe B segundo o FDA (*Food and Drug Administration*), o que significa não haver evidência de risco (estudos em animais não demonstraram risco ao feto, porém não há estudos adequados em grávidas; ou estudos em animais mostraram efeitos adversos, mas estudos adequados em grávidas não demonstraram risco ao feto no primeiro trimestre da gestação e não existem evidências de risco nos outros trimestres). Segundo a Academia Americana de Alergia, Asma e Imunologia e o Colégio Americano de Obstetrícia e Ginecologia, a droga de primeira escolha no tratamento da rinite alérgica durante a gravidez é o cromoglicato dissódico. Outras drogas classificadas como classe B são a budesonida para aplicação tópica nasal, a cetirizina, a difenidramina, a dexclorfeniramina, o brometo de ipratrópio, a loratadina, a loratadina com pseudoefedrina e o nedocromil. Mesmo recebendo tal classificação (classe B), a recomendação é para que sejam utilizados apenas quando outras medidas não tenham surtido efeito e pelo menor tempo possível.

Segundo a Organização Mundial da Saúde, a imunoterapia específica com alérgenos é a única terapia que altera o curso natural da doença alérgica. Isso significa que reduzirá a sensibilidade do paciente, diminuindo, consequentemente, a necessidade e o tempo de uso dos medicamentos descritos acima. Os principais pontos a serem observados quanto a sua indicação na rinite alérgica estão no quadro 5.5.

Quadro 5.5 – Condições necessárias para a indicação de imunoterapia específica na rinite alérgica.

Certeza de que a rinite é mediada por IgE
Falha do controle dos sintomas com a utilização da higiene ambiental
Falha do controle dos sintomas com a utilização de farmacoterapia (significando):
ausência de resposta clínica e/ou
aparecimento de efeitos indesejáveis e/ou
não aderência a seu uso crônico
Utilização de extratos de boa qualidade

Suas contraindicações são divididas em relativas (idade, gravidez e gravidade da doença) e absolutas (imunodeficiência e doenças autoimunes graves, neoplasias malignas, asma grave não controlada com farmacoterapia, uso de betabloqueadores, doenças cardiovasculares que contraindicam o uso de epinefrina, distúrbio psicológico grave, não aderência ao tratamento, não iniciar na gravidez). A imunoterapia específica com alérgenos não substitui, de maneira imediata, a farmacoterapia. À medida que se progride com sua aplicação, a necessidade de medicação reduz-se.

O tratamento cirúrgico, para a rinite alérgica, deve ser empregado em casos pontuais, pois não atua no quadro alérgico diretamente. As principais indicações, segundo a iniciativa ARIA (*Allergic Rhinitis and its Impact on Asthma*) são hipertrofia de conchas nasais resistentes ao uso de medicação, desvios septais funcionalmente relevantes e outras alterações anatômicas que comprometam a função respiratória nasal.

REFERÊNCIAS BIBLIOGRÁFICAS

1. Bousquet J, Lockey RF, Malling HJ. WHO Position paper. Allergen immunotherapy: therapeutic vaccines for allergic diseases. Allergy 1998;53:1.
2. Bousquet J, Van Cauwenberge P, Khaltaev N. ARIA in the pharmacy: management of allergic rhinitis symptoms in the pharmacy. Allergic Rhinitis and its Impact on Asthma. Allergy 2004;59: 373.
3. Bousquet J, Khaltaev N, Cruz AA, Denburg J, Fokkens WJ, Togias A, et al. Allergic Rhinitis and its Impact on Asthma (ARIA) 2008. Allergy 2008;63:8.
4. Casale TB. Status of immunotherapy: current and future. J Allergy Clin Immunol 2004;113:1036.
5. Simons E. Drug therapy: advances in H-1 antihistamines. N Engl J Med 2004;351: 2203.
6. Fokkens W, Lund V, Bachert C, et al. EAACI position paper on rhinosinusitis and nasal polyps executive summary. Allergy 2005;60:583.

7. Fokkens W, Lund V, Mullol J, Bachert C, Cohen N, Cobo R, et al. European Position Paper on Rhinosinusitis and Nasal Polyps 2007. Rhinology 2007;45:1.
8. Demoly P, Piette V, Daures JP. Treatment of allergic rhinitis during pregnancy. Drugs 2003;63:1813.
9. Mello Júnior JF, Mion O. Rinite alérgica. In: Campos CAH, Costa HOO. Tratado de otorrinolaringologia. São Paulo: Roca; 2003.p.68.
10. Norjavaara E, Verdier MG. Normal pregnancy outcomes in a population-based study including 2968 pregnant women exposed to budesonide. J Allergy Clin Immunol 2003;111:736.
11. Rodrigo GJ, Yañez A. The role of antileukotriene therapy in seasonal allergic rhinitis: a systematic review of randomized trials. Ann Allergy Asthma Immunol 2006;96:779.
12. Sole D, Mello Júnior JF, Weckx LLM, Rosário Filho NA. II Consenso Brasileiro sobre Rinites. Rev Bras Alerg Imunopatol 2006;29:28.

6. OUTRAS DOENÇAS OBSTRUTIVAS DAS VIAS NASAIS

Elder Yoshimitsu Goto
Fabio Jacob

DESVIO DO SEPTO NASAL

O septo nasal é a estrutura mediana interna do nariz e que divide as cavidades nasais esquerda e direita. Apresenta-se formado por estrutura óssea e cartilaginosa, sendo a porção cartilaginosa formada pela cartilagem quadrangular (ou septal), com a contribuição das cartilagens alares na região do ápice do nariz e a parte óssea constituída pela lâmina perpendicular do etmoide e no vômer[1]. O septo membranoso e a columela dividem a parede anterior da cavidade nasal, sendo que trabalhos clínicos e experimentais enfatizam a importância do septo cartilaginoso no desenvolvimento do terço médio da face, pois, quando essa região sofre danos precoces, podem resultar em alterações no crescimento dessa área.

O septo nasal integra a região da válvula nasal, a qual costuma ser o local mais comum de obstrução nasal em humanos[2,3]. A válvula nasal corresponde ao ângulo formado pela borda caudal do septo nasal e a borda inferior da cartilagem lateral superior. Este conceito puramente anatômico foi substituído por um conceito funcional, no qual inclui-se o orifício piriforme do nariz onde está a cabeça da concha inferior e os terços inferiores das cartilagens superiores[4,5] e que determinam as propriedades aerodinâmicas do fluxo nasal graças a sua mobilidade.

Quadro clínico

O quadro clínico depende do grau de desvio e de sua localização. Em termos fisiológicos, o desvio septal pode afetar o fluxo aéreo através da fossa nasal, o *clearance* de secreções nasais, a percepção de olfato e a conformação estética do dorso nasal[6]. Desvios mais anteriores, principalmente na região da válvula nasal, costumam ser mais obstrutivos e, consequentemente, maior a tendência de ser tratado cirurgicamente. Desvios localizados em teto da cavidade nasal podem levar a deformações estéticas do dorso nasal, mas não costumam ser muito obstrutivos. Podem ocasionar alteração da sensibilidade olfatória, principalmente quando localizado próximo à zona cribiforme do etmoide. Desvios localizados na zona de conchas nasais podem causar obstrução do fluxo aéreo nasal e também do *clearance* mucociliar, dependendo do grau de desvio. Podem estar associados com problemas de sinusites crônicas ou recorrentes por obstruir a drenagem de secreções do infundíbulo etmoidal.

Suspeita-se que o desvio septal seja a causa da obstrução nos seguintes casos[1]:

- A obstrução teve início após traumatismo ou no final da segunda década de vida, quando a desproporção entre o crescimento ósseo e o cartilaginoso torna-se mais evidente. O traumatismo nasal, segundo alguns autores, seria um dos principais eventos causadores do desvio septal. Lesões traumáticas dos centros de crescimento do nariz e da cartilagem septal durante a infância ou mesmo durante o nascimento (uso inadequado de fórceps, por exemplo) são eventos que podem passar despercebidos, mas que com o crescimento podem tornar-se sintomáticos.
- Ausência de sinais alérgicos ou irritativos nasais.
- A obstrução não é em báscula.
- As conchas não são hipertrofiadas.
- Não melhora significativamente com o uso de vasoconstritores.

Exames complementares

Radiografia simples de seios da face – permite avaliar principalmente presença de desvios da estrutura óssea, seja esporões septais, seja desvios complexos. Útil em casos de traumatismos faciais com suspeita de fratura do esqueleto nasal externo associado.

Nasofibrolaringoscopia – é possível avaliar a presença de desvios septais, bem como sua localização e grau de desvio. Além disso, permite avaliar o grau de hipertrofia de conchas inferiores e aspectos da mucosa nasal.

Tomografia computadorizada – considerado por vários autores o melhor exame complementar para a avaliação de rinossinusites, permite avaliar as diversas estruturas nasais e suas relações internas. A tomografia computadorizada permite avaliar a região da válvula nasal de forma mais efetiva do que a nasofibrolaringoscopia, segundo alguns autores[7]. A tomografia computadorizada é indicada nos casos de cirurgias funcionais, na suspeita de que alterações anatômicas estejam causando quadros de rinossinusites crônicas.

Rinometria acústica/rinomanometria – métodos objetivos para a avaliação da cavidade nasal. A rinometria acústica permite avaliar o local de maior obstrução à passagem do ar (área seccional mínima), a distância onde se localiza essa região e o volume da cavidade nasal[8,9]. A rinomanometria é um teste dinâmico que permite avaliar as diferenças de pressões entre as narinas e a rinofaringe à passagem do ar respirado[10].

Tratamento

O tratamento para os casos de desvios septais mais acentuados que causam repercussões clínicas é cirúrgico. Cabe lembrar que a fossa nasal possui um mecanismo dinâmico de controle fisiológico da passagem do ar e que a simples presença de um desvio septal não obrigatoriamente implica tratamento cirúrgico. A cirurgia é indicada nas seguintes situações[1]:

- Obstrução do fluxo aéreo atribuída ao desvio.
- Apneia do sono com fator obstrutivo nasal.
- Epistaxes recorrentes septais.
- Correção cosmética do desvio e/ou realização conjunta de rinoplastia.
- Sinusite crônica (com etiologia no desvio septal).
- Neoplasias septais.
- Cefaleia rinogênica (*sluder's midfacial neuralgia*), que é causada pelo contato entre a mucosa da concha média e o septo nasal desviado e que leva a quadro de cefaleia frontal e periorbital associada à obstrução nasal. O objetivo da cirurgia é remover o ponto de contato (*trigger zone*).
- Via de acesso cirúrgico: na hipofisectomia transesfenoidal transeptal ou para permitir exposição adequada na exérese de pólipos nasais e cirurgia endoscópica nasossinusal.

HIPERTROFIA ADENÓIDEA

A adenoide (tonsila faríngea) é uma massa de tecido linfoide localizada na região posterossuperior da rinofaringe. Tem por função o processamento de antígenos e a vigilância imunológica de secreções da cavidade nasal provenientes do *clearance* mucociliar. O aumento da adenoide decorre de uma variedade de estímulos antigênicos, seja vírus, seja bactérias, alérgenos, alimentos e irritantes. A hipertrofia adenóidea, além da obstrução nasal, também prejudica a ressonância da fala e a drenagem da tuba auditiva.

Apesar de clinicamente se apresentar em crianças pequenas, com pico de incidência entre os 2 e 8 anos de idade[11], é muito incomum com idade inferior a 1 ano, sendo que nesses casos é importante excluir doenças nasossinusais congênitas como atresia coanal e meningoenceloceles. Constitui na causa mais frequente, juntamente com a hipertrofia tonsilítica (tonsila palatina) de obstrução de vias aéreas superiores em crianças, podendo causar distúrbios respiratórios do sono[11]. A hipertrofia adenóidea costuma regredir na adolescência, sendo raramente encontrada na população adulta, podendo estar associada a infecções virais ou quadros de imunodeficiências como HIV[12].

Apresentação clínica

Adenoidite aguda – apresenta-se com febre, rinorreia, obstrução nasal e roncos, que desaparecem após a resolução do processo. Pode ser difícil diferenciar de infecção das vias aéreas superiores generalizada ou mesmo de rinossinusite bacteriana.

Adenoidite crônica – rinorreia constante, halitose, secreção em orofaringe e congestão crônica. A associação com otite média secretora sugere o quadro. Pode estar associado com refluxo gastroesofágico.

Hiperplasia/hipertrofia adenóidea – obstrução nasal crônica, com roncos e respiração bucal, rinorreia frequente e voz hiponasal.

Indicações cirúrgicas[13,14]

- Obstrutivas:
  - Hiperplasia da adenoide com obstrução nasal crônica ou que obrigue o paciente a manter a respiração bucal.
  - Apneia do sono ou distúrbios obstrutivos do sono.
  - Anomalia craniofacial/dentária grave, resultando em estreitamento das vias aéreas superiores.
  - Atraso de desenvolvimento, *cor pulmonale* ou anormalidade da deglutição e da fala não atribuíveis a outras causas.

- Infecciosas:
  - Adenoidite recorrente ou crônica.
  - Infecções nasossinusais de difícil controle associadas à hipertrofia adenóidea.
  - Otite média serosa recorrente ou crônica.
  - Otite média crônica ou aguda de repetição.
- Neoplásicas – suspeita de neoplasia benigna ou maligna.

Exames complementares

Radiografia simples de crânio de perfil (cavo ou telerradiografia de perfil) – permite avaliar as dimensões da rinofaringe e a presença da hipertrofia de adenoide. Fácil de ser realizado e de baixo custo, é de grande utilidade, principalmente em crianças pequenas.

Nasofibrolaringoscopia – além de avaliar o grau de obstrução da adenoide na rinofaringe, permite analisar presença de hipertrofia das conchas nasais, desvios septais e de outras doenças nasossinusais associadas (rinossinusites, massas intranasais, doenças congênitas).

Tomografia computadorizada – permite a avaliação do grau da hipertrofia adenóidea na rinofaringe e de outras doenças nasossinusais associadas. É útil principalmente nos casos de obstrução nasal em crianças muito pequenas ou recém-nascidos, na qual a nasofibrolaringoscopia não é possível de ser realizada devido às dimensões reduzidas das cavidades nasais nesses pacientes. Permite também a avaliação das vias nasais no caso de suspeita de malformações congênitas (atresia de coanas, massas tumorais, meningoencefaloceles).

Rinometria acústica – por meio da captação do som refletido nas estruturas nasais, é possível determinar os locais de maior obstrução à passagem do ar. Nos casos de hipertrofia adenóidea, há maior obstrução ao nível de rinofaringe.

Tratamento

A abordagem inicial deve ser feita pelo clínico geral/pediatra. Ao se suspeitar de hipertrofia adenóidea, seja em virtude de distúrbios respiratórios persistentes, seja por quadros infecciosos recorrentes, a conduta inicial é a realização de exames complementares que auxiliem no diagnóstico definitivo.

Nos casos de hipertrofia leve, indica-se o tratamento e o acompanhamento clínico do paciente. Devem-se tratar as doenças associadas das vias respiratórias como rinites e sinusites que, pelo estímulo alérgico/infeccioso, possa levar à maior hipertrofia do tecido linfoide local. O uso de medicamentos anti-inflamatórios como corticosteroides sistêmicos ou tópicos têm-se mostrado útil nesses casos[15,16]. Outras medidas, como anti-histamínicos ou estabilizadores de membrana de mastócitos, têm seu papel nos casos de rinopatia alérgica associada. Medicamentos imunomoduladores podem ser utilizados nos casos de infecções recorrentes, com resultados variados.

No caso de hipertrofia moderada, pode-se utilizar o tratamento clínico, como já explicado anteriormente, ficando a opção de tratamento cirúrgico nos casos de falha terapêutica.

O tratamento cirúrgico indica-se nos casos de hipertrofia acentuada ou nos casos em que o tratamento clínico foi insatisfatório.

DOENÇAS CONGÊNITAS

ATRESIA COANAL

A atresia coanal congênita é caracterizada por um defeito no desenvolvimento da comunicação entre a cavidade nasal e a rinofaringe. Apresenta incidência variando de 1 para cada 5.000 a 8.000 nascidos vivos[17,18], sendo mais frequente no sexo feminino (proporção de 2:1) e mais comum a forma unilateral[18,19]. Pode estar associada a outras malformações congênitas em até 50% dos casos[19].

Quadro clínico

A atresia bilateral costuma ser mais sintomática, pois os recém-nascidos são respiradores nasais exclusivos, até cerca da terceira semana de vida. Por essa razão, os pacientes podem apresentar dispneia em graus variados, geralmente intensa, necessitando de medidas de suporte e cianose cíclica[20].

O quadro de atresia unilateral é mais discreto, sendo que muitas vezes pode passar despercebido e o diagnóstico realizado tardiamente. Além da obstrução unilateral, pode-se verificar rinorreia unilateral abundante. O quadro de desconforto respiratório e cianose pode ser variado, mas em geral não é muito intenso[20].

Exames complementares

Radiografia lateral de crânio em decúbito dorsal com contraste em fossas nasais – permite visualizar o contraste parado no interior das fossas nasais.

Nasofibrolaringoscopia – considerado um excelente exame para o diagnóstico, porém nem sempre é possível realizar em crianças muito pequenas pelas dimensões reduzidas das fossas nasais. Permite ainda avaliar presenças de outras doenças nasais associadas, além de auxiliar na programação cirúrgica. A nasofibrolaringoscopia também é extremamente útil na avaliação do seguimento pós-cirúrgico.

Tomografia computadorizada de seios paranasais – atualmente, é considerado *gold standard* na avaliação e diagnóstico da atresia coanal. Permite avaliar exatamente a localização, o tipo de atresia (ósseo, membranoso ou misto), além de permitir avaliar a presença de outras malformações ou doenças nasais concomitantes.

Tratamento

O tratamento é cirúrgico obrigatório. A atresia coanal bilateral em recém-nascidos é considerada uma emergência clínica, necessitando de suporte respiratório adequado e, em alguns casos, intubação orotraqueal. O tratamento cirúrgico deve ser realizado assim que possível, após avaliação adequada do paciente. Nos casos de atresia coanal unilateral ou quando já é possível realizar uma cirurgia mais definitiva nos casos bilaterais, utilizamos a técnica transnasal endoscópica que permite melhor acesso e melhores resultados cirúrgicos[20].

MENINGOCELES/MENINGOENCEFALOCELES

São afecções de origem neurogênica que atravessam a base do crânio por defeitos congênitos para o interior da fossa nasal. Quando o conteúdo não possui tecido cerebral, são chamados de meningoceles e, caso haja presença de tecido nervoso, meningoencefaloceles. São lesões raras e sua incidência nos Estados Unidos, apenas de lesão intranasal congênita meningoencefálica, é de cerca de 1:16.000[21,22].

Quadro clínico

As meningoceles ou meningoencefaloceles são lesões que cursam com obstrução nasal geralmente unilateral, podendo estar associadas com drenagem de líquido cefalorraquidiano (fístula liquórica rinogênica). Podem estar presentes ao nascimento, constituindo uma alteração congênita, ou ser detectadas tardiamente em decorrência de lesões cranianas traumáticas com herniação de tecido meníngeo/encefálico para o interior das fossas nasais.

Ao exame clínico encontra-se massa polipoide de coloração pálida ou acinzentada, apresentando um pedículo muito alto, junto à lâmina crivosa e próximo do septo nasal, entre este e a concha média. A massa pode aumentar à manobra de Valsalva ou durante o choro, mostrando comunicação com o sistema nervoso central. Estes dados ajudam a diferenciar de outras doenças, como o pólipo nasal, que geralmente tem implantação na parede lateral e não apresenta alterações de tamanho após essas manobras.

Exames complementares

Nasofibrolaringoscopia – permite avaliar a presença de massa intranasal, podendo ser pulsátil e alterar de volume conforme o esforço físico.

Tomografia computadorizada – é fundamental para revelar deiscência óssea e mostrar o tamanho do orifício[22]. Também a localização, se na lâmina crivosa, no seio etmoidal ou no osso frontal e mostrar a doença intra e extracranialmente.

Ressonância magnética – atualmente, a ressonância magnética é fundamental na avaliação da comunicação intracraniana, identificação da presença de fístula liquórica, avaliação de herniação das meningoencefaloceles e presença de lesões intracranianas associadas. A ressonância apresenta melhor resolução dos tecidos moles em relação à tomografia computadorizada.

Tratamento

O tratamento destas malformações é sempre cirúrgico. Algumas vezes, dependendo do tamanho e da localização, é preciso avaliar-se os riscos e os benefícios para se determinar o melhor método de tratamento. A biópsia é sempre contraindicada, pois pode-se produzir uma fístula liquórica e possível meningite.

Nos casos de defeitos localizados e pequenos, a abordagem pode ser realizada por via endoscópica intranasal[22]. Nos casos de malformações associadas, com maior gravidade, inicialmente o neurocirurgião explora o assoalho da fossa craniana anterior, divide a massa e liga o pedículo. A seguir, o otorrinolaringologista remove com facilidade a massa intranasal[23], ao mesmo tempo ou em outra etapa.

TUMORES NASAIS

Doenças raras que devem ser suspeitadas quando o paciente apresentar obstrução nasal unilateral, sangramento nasal, rinorreia purulenta e cacosmia. Dor e deformidade facial, em geral, aparecem tardiamente. O crescimento do tumor nasal é silencioso, até que infiltre um par craniano, tenha provocado erosão óssea ou quando o paciente comece a apresentar sintomas de sinusite, por obstrução de drenagem dos seios paranasais. Outros sintomas e sinais associados podem ser visuais, como diplopia, proptose, oftalmoplegia e diminuição da acuidade visual; orais e faciais, como dor e distorção; auditivos, como disfunção tubária; intracranianos, como cefaleia, parestesias e acometimento de pares cranianos[24,25].

O diagnóstico suspeita-se pelo exame clínico, quando na rinoscopia anterior for visualizada massa unilateral. Observar ainda assimetrias faciais, proptose, trismo, abaulamento de palato, massa estendendo-se para a orofaringe, otite média serosa ao exame de otoscopia[26,27]. Na endoscopia nasal é possível caracterizar a massa tumoral, tentando identificar sua inserção[28]. A extensão do tumor só é possível definir por meio de exames de imagem, principalmente tomografia computadorizada (melhor para avaliação de estruturas ósseas) e ressonância magnética (melhor para avaliação de partes moles), mostrando se há invasão intraorbitária ou intracraniana. A arteriografia pode ser importante nas lesões próximas do sistema carotídeo, avaliação de tumores envolvendo o seio esfenoidal ou base de crânio, no diagnóstico e embolização de tumores vasculares. Biópsia deve ser realizada de rotina, com algumas exceções, como suspeita de tumores vasculares (hemangioma, nasoangiofibroma), imagens radiológicas bem características (osteoma, displasia fibrosa)[29].

O tratamento é na maioria das vezes cirúrgico, excisão completa, com margem de 1cm em caso de tumores malignos, com reconstrução por meio de retalhos ou próteses, quando há extensão do tumor para fora do nariz, como para órbita e palato. Quando o tumor tem extensão para a base de crânio, invasão vascular ou neural, necessita de terapêutica complementar, principalmente radioterapia. A indicação de quimioterapia limita-se àqueles casos com metástases a distância, que são raros. A metástase quando ocorre é mais frequente ser regional (linfonodos cervicais), necessitando, nesses casos, de esvaziamento cervical ou, mais raramente, de radioterapia no pescoço.

TUMORES BENIGNOS

Tumores epiteliais como das glândulas salivares, papiloma de vestíbulo, papilomas da cavidade nasal. Entre eles destaca-se o papiloma invertido, que se apresenta como massa polipoide unilateral, raro, com possibilidade de recidiva e malignização em torno de 10 a 15% dos casos. Sua origem é mais frequente na parede lateral, ao nível do meato médio, podendo provocar erosão óssea e estender-se para estruturas adjacentes. Aparece principalmente em homens, na quinta e sexta décadas de vida.

Tumores vasculares como hemangioma e linfangioma. Entre eles destaca-se o nasoangiofibroma ou angiofibroma nasofaríngeo juvenil[30], neoplasia benigna rara da região posterior da cavidade nasal e nasofaringe, ocorrendo quase que exclusivamente em adolescentes e adultos jovens do sexo masculino. O tumor apresenta-se como uma massa de coloração rósea à avermelhada em paciente com obstrução nasal unilateral, epistaxes de repetição e massa em nasofaringe, em indivíduos com idade e sexo já referidos. É um tumor que cresce lenta e lateralmente. O tratamento é cirúrgico, com embolização pré-operatória, apesar de terem outras propostas terapêuticas como radioterapia, hormonioterapia e quimioterapia[31]. Hemangiomas da cavidade nasal são relativamente comuns, constituindo aproximadamente 20% de todas as neoplasias benignas do nariz. Em geral, provocam sangramento, eventualmente obstrução nasal, são mais frequentes no septo nasal (restritos à mucosa nasal, mais raramente atingem o osso). São mais comuns em mulheres e adultos jovens. Muitas vezes, o hemangioma pode regredir, optando-se por retirada cirúrgica nos casos sintomáticos (sangramentos frequentes)[32].

Tumores neurogênicos como meningioma, schwannoma, neurofibroma e paragangliomas são incomuns[33].

Dos tumores de origem esquelética, destaca-se o osteoma, tumor mais frequente da cavidade nasal e paranasal, de crescimento lento, acometendo principalmente os seios frontal e etmoidal. Em geral é assintomático, o diagnóstico em geral é feito acidentalmente por meio de radiografia. A ressecção cirúrgica é feita somente em pacientes sintomáticos ou por razões estéticas. A displasia fibrosa não é uma neoplasia verdadeira, mas uma ossificação anormal, acometendo principalmente a maxila, iniciando-se nas duas primeiras décadas de vida, podendo levar à deformidade facial e à obstrução nasal. Radiologicamente, apresenta o aspecto de "vidro fosco". A excisão cirúrgica só está indicada por motivo estético ou alteração funcional secundária, com índice de recidiva alto. O diagnóstico diferencial é principalmente com fibroma ossificante, que histologicamente contém mais osso maduro e osteoblastos, radiologicamente uma margem óssea esclerótica.

TUMORES MALIGNOS

Os tumores nasossinusais correspondem a 0,2-0,8% de todos os tumores malignos do corpo e aproximadamente 3% dos tumores do trato aerodigestório superior. São duas a três vezes mais frequentes nos homens, raros na infância, mais frequentes entre a quinta e sétima décadas de vida. Fatores de risco são exposição a produtos químicos e tabagismo. Cinquenta e cinco por cento originam-se no seio maxilar, 35% na cavidade nasal, 9% no seio etmoidal. O tipo histológico mais comum é o carcinoma espinocelular, correspondendo a 50-80% dos tumores.

De origem epitelial, podem ser adenocarcinoma, tumores malignos de glândulas salivares, melanoma, carcinoma espinocelular, este sendo o mais frequente, com as características epidemiológicas citadas acima, acometendo o maxilar em 70% dos casos. Na cavidade nasal, as conchas nasais são mais frequentemente acometidas, sendo muito raro no septo nasal. Trinta e cinco por cento dos pacientes podem apresentar metástase regional e cerca de 10% metástase a distância. O estesioneuroblastoma é um tumor neurogênico do epitélio olfatório, localizado mais frequentemente na superfície da concha superior, porção mais alta do septo nasal, e placa cribiforme. Pode acometer qualquer faixa etária, com discreta predominância pelo sexo masculino. Os sintomas de epistaxe, obstrução nasal e anosmia são eventuais. Em geral, o diagnóstico é feito em um estágio avançado da doença. Reincidências locais são comuns, metástases regionais em torno de 10% dos casos e a distância em 12% das vezes, principalmente pulmões. Ao exame clínico, observa-se massa polipoide, rosa pálida, na placa cribiforme. O diagnóstico é realizado por meio de biópsia e o tratamento é cirúrgico associado à radioterapia. Quando necessário, é feito o esvaziamento cervical.

Tumores de partes moles como fibrossarcoma, angiossarcoma, leiomiossarcoma, hemangiopericitoma, destacando-se o rabdomiocarcinoma, são mais frequentes em indivíduos de cor branca, menores de 15 anos, com índice de disseminação hematogênica alta, sendo necessário quimioterapia. O prognóstico é ruim, podendo originar metástase cerebral.

Outros tumores, como os provenientes de tecido conjuntivo (condrossarcoma, osteossarcoma) e os linforreticulares (linfoma, plasmocitoma extramedular), são muito raros (Fig. 6.1).

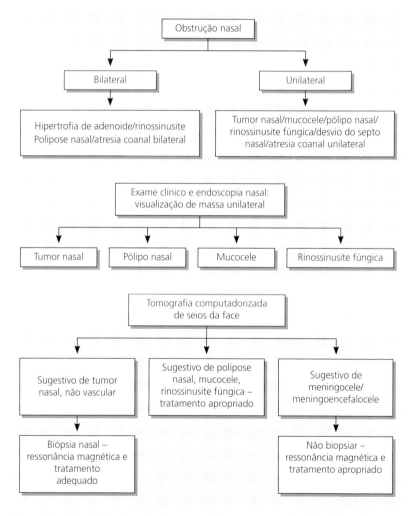

Figura 6.1 – Modelo de investigação em paciente com queixa de obstrução nasal.

TUMOR NASAL

No quadro 6.1 descrevem-se os tumores de origem epitelial, e no quadro 6.2, os de origem não epitelial.

Quadro 6.1 – Tumores de origem epitelial.

Benigno	Maligno
Papiloma	Carcinoma espinocelular
Papiloma invertido	Melanoma
Tumor de glândula salivar	Adenocarcinoma
	Estesioneuroblastoma
	Tumor de glândula salivar

Quadro 6.2 – Tumores de origem não epitelial.

Benigno	Maligno

Vascular
  Hemangioma
  Linfangioma
  Angiofibroma nasofaríngeo juvenil
	Tecidos moles
	  Rabdomiossarcoma
	  Leiomiossarcoma
	  Fibrossarcoma
	  Angiossarcoma
	  Hemangiopericitoma

Neurogênico
  Meningioma
  Schwannoma
  Neurofibroma
	Tecido conjuntivo
	  Osteossarcoma
	  Condrossarcoma

Esquelético
  Osteoma
  Displasia fibrosa
  Fibroma ossificante
	Linforreticulares
	  Linfoma
	  Plasmocitoma extramedular

REFERÊNCIAS BIBLIOGRÁFICAS

1. Pinna F, Goto E, Voegels R. Septoplastias e turbinectomias. In: Voegels R, Lessa M. Rinologia e cirurgia endoscópica dos seios paranasais. São Paulo: Revinter; 2006.p.103.
2. Cole P, Roithmann R. The nasal valve and current technology. Am J Rhinol 1996;10:23.
3. Roithmann R. Estudos de estrutura e função da área da válvula nasal: contribuição das técnicas de rinometria acústica e rinomanometria. Tese de Doutorado. Universidade Federal do Rio Grande do Sul, Porto Alegre, Brasil;1997.
4. Haight JSJ, Cole P. The site and function of the nasal valve. Laryngoscope 1983; 93:49.
5. Roithmann R, Chapnik J, Zamel N, et al. Acoustic rhinometric assessment of the nasal valve area. Am J Rhinol 1997;11: 379.
6. Ulusoy B, Arbag H, Sari O, Yondemli F. Evaluation of the effects of nasal septal deviation and its surgery on nasal muco-

ciliary clearance in both nasal cavitites. Am J Rhinol 2007;21:180.
7. Suh MW, Jin HR, Kim JH. Computed tomography versus endoscopy for the measurement of the internal nasal valve angle in asians. Acta Otolaringol 2008; 128:675.
8. Hilberg O, Jackson AC, Swift DL, Pedersen OF. Acoustic rhinometry: evaluation of nasal cavity geometry by acoustic reflection. J Appl Physiol 1989;66:295.
9. Voegels RL, Goto EY, Neves MC, Tavares RA, Mello Jr JFM, Butugan O. Avaliação pré e pós-operatória através de rinometria acústica em pacientes submetidos a cirurgia de septo nasal e conchas inferiores. Arq Otorrinolaringol 2002; 6:169.
10. Sipila J, Suonpaa J. A prospective study using rhinomanometry and patient clinical satisfaction to determine if objective measurements of nasal airway resistance can improve the quality of septoplasty. Eur Arch Otorhinolaryngol 1997;254: 387.
11. Sargi Z, Younis R. Pediatric obstructive sleep apnea. Current management. ORL J Otorhinolaringol Relact Spec 2007;69: 340.
12. Orenstein JM, Wahl SM. The macrophage origin of the HIV-expressing multinucleated giant cells in hyperplastic tonsils and adenoids. Ultrastruct Pathol 1999;23:79.
13. Almeida ER, Campos VAR. Indicações e contra-indicações de adenotonsilectomia. In: Campos CAH, Costa HOO. Tratado de Otorrinolaringologia. 1ª ed. São Paulo: Ed. Roca, Sociedade Brasileira de Otorrinolaringologia 2002;3:248.
14. Coifman H, Trevizan GL. Procedimentos cirúrgicos no anel linfático de Waldeyer. In: Campos CAH, Costa HOO. Tratado de otorrinolaringologia. 1ª ed. São Paulo: Ed. Roca, Sociedade Brasileira de Otorrinolaringologia 2002;5:321.
15. Ciprandi G, Varricchio A, Capasso M, Varricchio AM, De Luca A, Ascione E, Avvisati F, Capristo C, Marsiglia GL, Barilleri U. Intranasal flunisolid treatment in children with adenoidal hypertrophy. Int J Immunopathol Pharmacol 2007;20:833.
16. Berlucchi M, Salsi D, Valetti L, Parrinello G, Nicloai P. The role of mometasone furoate aqueous nasal *spray* in the treatment of adenoidal hypertrophy in the pediatric age group: preliminary results of a prospective randomised study. Pediatrics 2007;119:1392.
17. Brown OE, Pownell P, Manning SC. Choanal atresia: A New Anatomic Classification and Clinical Management Applications. Laryngoscope 1996;106(1 Pt 1): 97.
18. Vickery CL, Gross CW. Advanced drill technology in treatment of congenital choanal atresia. Otolaryngol Clin North Am 1997;30:457.
19. Kawashiro N, Koga K, Tsuchihashi N, et al. Choanal atresia and congenital pharyngeal stenosis. Acta Otolaryngol (Stockh) 1994;517(Suppl):27.
20. Goto E, Voegels R, Lessa M. Atresia coanal congênita. In: Voegels R, Lessa M. Rinologia e cirurgia endoscópica dos seios paranasais. São Paulo: Ed. Revinter; 2006.p.103.
21. Barkovich J, Vandermarck P, Edwards MSB, Cogen PH. Congenital nasal masses: CT and MR imaging featuresin 16 cases. Am J Neuroradiol 1991;105:105.
22. Voegels R, Chung D, Lessa M. Anomalias congênitas do nariz. In: Rinologia e cirurgia endoscópica dos seios paranasais. São Paulo: Ed. Revinter; 2006.p.98.
23. Harrison D, Lund VJ. Neuroectodermal lesions. In: Tumors of the upper jaw. 1st ed. Londres: Churchill Livingstone; 1993. p.295.
24. Bailey BJ, et al. Head and neck surgery-otolaryngology. USA: Lippincott-Raven; 1998.
25. Cummings CW. Otolaryngology-head and neck surgery, 2nd ed. USA: Mosby Year Book; 1993.
26. Lopes Filho O, Campos CAH. Tratado de otorrinolaringologia. 1ª ed. São Paulo: Roca; 1994.
27. Miniti A, et al. Otorrinolaringologia clínica e cirúrgica. 1ª ed. São Paulo: Atheneu; 1993.

28. Stamm A. Rinologia (anais). 1ª ed. São Paulo: Revinter; 2000.
29. Voegels RL, et al. Papilomas invertidos: Aspectos clínicos e cirúrgicos. Rev Bras Otorrinolaringol 2000;66:18.
30. Antonelli AR, et al. Diagnosis, staging, and treatment of juvenile nasopharyngeal angiofibroma (JNA). Laryngoscope 1987; 97:1319.
31. Enepekides DJ. Recent advances in the treatment of juvenile angiofibroma. Curr Opin Otolaryngol Head Neck Surg 2004; 12:495.
32. Pitanguy I, et al. Surgical treatment of hemangiomas of the nose. Ann Plastic Surg 1996;36:586.
33. Butugan O, et al. Tumores nasais na infância. Rev Bras Otorrinolaringol 1999;65:20.

7. EPISTAXE

Maura Catafesta das Neves

A epistaxe é definida como um sangramento originário da mucosa nasal, representando uma alteração da hemostasia normal do nariz. É uma afecção comum na prática médica, sendo considerada uma das principais emergências otorrinolaringológicas. Estima-se que aproximadamente 60% da população apresenta pelo menos um episódio de epistaxe durante a vida. Geralmente autolimitada, somente 6% dos casos necessitam de atendimento médico. A epistaxe afeta todas as idades e ocorre mais frequentemente no inverno, em virtude de alterações climáticas (baixa umidade relativa do ar e baixas temperaturas), que levam à maior fragilidade da mucosa nasal[1].

Aproximadamente 90% dos sangramentos nasais têm origem na região anterior do septo nasal e em geral são facilmente controlados, raramente evoluindo com complicações[2].

Os sangramentos posteriores, apesar de menos frequentes, são mais graves, necessitando frequentemente de medidas invasivas para seu controle. Em aproximadamente 24% dos casos, acabam evoluindo para transfusão sanguínea.

OTOLOGIA E FISIOPATOLOGIA

A epistaxe tem origem multifatorial, envolvendo fatores locais e sistêmicos[3].

Fatores locais
1. Traumatismo nasal: traumatismo nasal digital é a causa mais frequente de epistaxe, resultando em sangramentos leves a moderados da região anterior do septo nasal, ocorrendo principalmente em crianças.

2. Inflamação (gripes, resfriados, rinossinusite) ou ressecamento da mucosa nasal.
3. Corpo estranho.
4. *Spray* tópico nasal: sangramentos decorrentes do uso de medicações tópicas estão associados ao uso incorreto. Os pacientes devem ser orientados a direcionar o *spray* lateralmente, a fim de evitar aplicação direta sob o septo nasal.
5. Alterações anatômicas: o desvio septal pode gerar turbilhonamento do ar, ressecamento da mucosa nasal e epistaxe.
6. Cirurgias nasais: lesão arterial iatrogênica pós-rinosseptoplastia, pós-turbinectomia.
7. Tumores: nasoangiofibroma, angiomas, hemangiomas nasais etc.
8. Traumatismos: as fraturas nasais e mesmo traumatismos menores também são causas comuns de sangramentos agudos[4].

Fatores sistêmicos

1. Coagulopatias hereditárias (hemofilias, doença de von Willebrand, Rendu-Osler-Weber) e doenças hematológicas (leucemias, púrpuras trombocitopênicas) contribuem para epistaxes graves e de difícil controle.
2. Drogas:
   - Antiagregantes plaquetários (ácido acetilsalicílico, ticlopidina e clopidogrel).
   - Anticoagulantes (warfarina, heparina e enoxaparina).
   - Esquemas de quimioterapia (pode produzir trombocitopenia).
   - Ginkgo biloba, alho e ginseng: inibem a agregação plaquetária.
3. Alteração vascular (aterosclerose, hipertensão arterial): o papel da hipertensão arterial na gênese da epistaxe é bastante debatido na literatura e nenhuma associação clara como fator causal isolado foi firmemente estabelecida até o momento. Porém, a presença de hipertensão pode dificultar o controle do sangramento.
4. Infecções ou doenças sistêmicas graves como hepatopatias (podem levar a distúrbios de coagulação), insuficiência renal (uremia pode levar à disfunção plaquetária) e sepse (pode levar à coagulação intravascular disseminada).
5. Desnutrição.
6. Alcoolismo: promove a alteração da função plaquetária[5].

QUADRO CLÍNICO

História clínica

Na história clínica de um paciente com epistaxe, alguns fatores são importantes e dão pistas acerca da etiopatogenia do sangramento:

- A idade do paciente, por exemplo.
- Alguns tumores nasais vasculares e corpos estranhos nasais são mais frequentes na faixa etária pediátrica (por exemplo, nasoangiofibroma juvenil).
- Já os tumores em geral e as doenças crônicas da mucosa nasal acometem principalmente a faixa etária adulta.
- É necessário verificar a frequência de acometimento (episódio único ou recorrente) e a intensidade de sangramento, quantificando a perda sanguínea (número de toalhas sujas etc.). A presença de sangramentos unilaterais implica maior probabilidade de fatores locais associados à epistaxe e o sangramento bilateral pode sugerir fatores sistêmicos.
- É fundamental um questionário sobre o uso de medicações, além de hábitos e vícios e presença de outras comorbidades, especialmente coagulopatias (hereditárias e adquiridas).
- Ocorrência de traumatismo e quadros infecciosos/inflamatórios de vias aéreas superiores, conforme discutido anteriormente.

Exame clínico

Inicialmente, deve-se avaliar o quadro hemodinâmico do paciente e proceder ao exame clínico geral: analisar coloração de mucosa, hidratação, pulso, pressão arterial e frequência respiratória.

Quanto ao exame clínico específico:

- Avaliar se há epistaxe ativa ou não. Com o paciente sentado, observar se há saída de sangue através das narinas (epistaxe anterior) e/ou da rinofaringe (epistaxe posterior), verificado por meio da oroscopia.
- Normalmente realiza-se inspeção local com retirada de sangue e coágulos das fossas nasais, através de aspiração cuidadosa. Em casos de necessidade, podem-se utilizar soluções anestésicas vasoconstritoras para o auxílio do exame clínico (por exemplo: solução de lidocaína com adrenalina 1:10.000) para cessar ou diminuir o sangramento. Durante a rinoscopia, é possível avaliar a presença de alterações inflamatórias como sinusopatias, alterações anatômicas como desvio septal, corpos estranhos, lesões tumorais e processos crônicos da mucosa nasal.

EXAMES COMPLEMENTARES

Os exames complementares utilizados estão esquematizados no quadro 7.1.

Quadro 7.1 – Exames complementares.

Exames laboratoriais	Hemograma, contagem de plaquetas Coagulograma (TT, TTPA, TP) Tempo de sangramento e de coagulação	Avaliam o grau de sangramento (níveis de hemoglobina e hematócrito), presença de coagulopatias e de doenças hematológicas
Exames endoscópicos	Nasofibrolaringoscopia	Analisa a presença de processos inflamatórios da mucosa nasal como rinites e infecção das vias aéreas superiores, de corpos estranhos e tumores nasais
	Endoscopia digestiva alta	Útil no diagnóstico diferencial de sangramento em outros locais, principalmente em pacientes acamados ou com rebaixamento do nível de consciência
Imagem	Tomografia computadorizada (seios paranasais e crânio)	Útil na avaliação de doenças paranasais associadas (sinusopatia, tumores, vasos da região nasossinusal) e traumatismos
	Ressonância magnética Angiorressonância	Avaliação de quadros inflamatórios ou tumorais da região craniofacial e avaliação dos vasos da região cranioencefalicofacial
	Angiografia	Utilizada em casos de suspeita de aneurismas arteriais, tumores vasculares ou sangramentos seletivos

DIAGNÓSTICO DIFERENCIAL

Outras causas de saída de sangue pelas fossas nasais não relacionadas com alterações locais da hemostasia devem ser lembradas, como:

- Sangramentos provenientes de via aerodigestiva.
- Doenças vasculares em território cranioencefálico como, por exemplo, aneurismas de artérias carótidas.
- Doenças tumorais de origem cranioencefálica com extensão para a cavidade nasal.
- Traumatismos cranianos, principalmente na região da base de crânio.

TRATAMENTO

O objetivo principal no tratamento da epistaxe é o bloqueio imediato do sangramento. Como objetivos secundários, têm-se a prevenção de novos sangramentos e a resolução dos fatores causais[6].

Inicialmente, deve-se avaliar se a epistaxe é ativa (com sangramento ativo) ou inativa (sem sangramento no momento da consulta). Nos casos de epistaxe inativa, muitas vezes apenas orientações gerais como repouso, colocação de gelo e compressa fria no nariz, evitar banho e alimentos quentes, evitar medicações derivadas de ácido acetilsalicílico e não tomar sol podem ser suficientes para prevenir recidivas. É importante também orientar o paciente que, em caso de novo sangramento, ele deve ficar sentado mantendo a cabeça para a frente e não engolindo o sangue, de forma a evitar aspiração de sangue e irritação gástrica[7].

Na ausência de um especialista para avaliação e tratamento específico em casos de sangramento ativo, podem-se tentar algumas manobras, a saber:

- Orientar o paciente a apertar as narinas contra o septo por alguns minutos, já que boa parte das epistaxes se origina na parte anterior do septo.
- Usar descongestionantes tópicos (por exemplo, nafazolina, pseudoefedrina) nas narinas, pois estes agem como vasoconstritores, com potencial para diminuir o sangramento.

Se o sangramento não melhorar após estas medidas, deverá ser solicitada avaliação otorrinolaringológica para investigação e tratamento específicos.

Cauterização

A maioria dos sangramentos (90%) origina-se na região anterior do septo e, se após a utilização do vasoconstritor seu local for identificado, pode-se cauterizar a região sangrante.

O nitrato de prata e o ácido tricloroacético são substâncias utilizadas na cauterização química de vasos. Deve-se anestesiar o local a ser cauterizado previamente para evitar desconforto. A cauterização é realizada inicialmente ao redor do vaso sangrante e finalmente sobre o vaso (para evitar que ele se rompa). São complicações possíveis desse procedimento: ulceração da mucosa, perfuração do septo nasal, queimadura no lábio ou na pele do vestíbulo se a substância escorrer e piora do sangramento se ocorrer ruptura do vaso.

A cauterização elétrica é geralmente utilizada se o sangramento persistir ou recorrer após a cauterização química. Deve-se ter cuidado durante o procedimento, pois se muito profundo ou realizado repetidas vezes pode lesar o pericôndrio da cartilagem e provocar uma perfuração septal.

Tamponamento

Na presença de sangramento ativo difuso ou não localizado ou após falha na cauterização, recorre-se ao tamponamento nasal. O objetivo é promover uma compressão do local sangrante e assim conter a hemorragia. Os tamponamentos podem ser anteriores (fossa nasal) e anteroposteriores (fossa nasal e rinofaringe). Na maioria dos casos, obtém-se sucesso apenas com o tamponamento anterior. Podem-se utilizar diversos materiais como Merocel®, Gelfoam®, Avitene®, Merogel®, ou até mesmo gaze com vaselina e dedo de luva preenchido com gaze. Antes de iniciar o tamponamento, coloca-se um algodão embebido com solução anestésica e vasoconstritor (por exemplo: solução de lidocaína com adrenalina 1:10.000), para diminuir a dor e aumentar o espaço da fossa nasal por meio de vasoconstrição da concha inferior. O tampão deve ser colocado entre o septo e a concha inferior, seguindo o plano do assoalho nasal (não seguir o dorso nasal!). Reflexo vagal, epífora, sinusites e síndrome do choque tóxico são algumas das complicações do tamponamento. O tampão deve permanecer por cerca de 48 horas e, caso seja necessário um tempo maior, introduzir antibioticoterapia profilática.

Quando for necessário o tamponamento de portadores de coagulopatias, como os com doença de von Willebrand ou hepatopatas crônicos, ou de portadores de vasculopatias como a síndrome de Rendu-Osler-Weber, dá-se preferência ao Avitene® ou ao Gelfoam®, evitando o uso do Merocel® e tampão com gaze, pois os primeiros são materiais absorvíveis que não precisarão ser retirados das fossas nasais, evitando-se assim nova manipulação nasal.

Em casos de sangramentos nasais graves de origem posterior, posterossuperior ou superior que não cessem com tamponamento anterior adequado, realiza-se tampão anteroposterior. Esses pacientes, rotineiramente, são internados e mantidos em observação.

Os tampões anteroposteriores mais comumente utilizados são o de gaze e o de sonda de Foley. No caso de tampão posterior de gaze, inicialmente, posiciona-se o tampão ancorado na rinofaringe e, após, realiza-se o tamponamento anterior. Esse tampão é retirado em 48 a 72 horas. No caso de sonda de Foley, o *cuff* é insuflado com 10 ou 15ml de água destilada e tracionada pelo nariz através de um fio de algodão resistente até impactar na rinofaringe (não tracionar pela própria sonda); e após realiza-se o tamponamento anterior habitual. O *cuff* permanece insuflado por 48 horas e é então esvaziado. Se o paciente não apresentar sangramento em 24 horas, o tampão anterior é retirado.

Existem tampões próprios para o tamponamento anteroposterior, eles são formados por dois balões insufláveis, sendo o menor (10ml) colocado na rinofaringe, e o outro alongado e maior (30ml), no nariz. Após serem posicionados, são insuflados com solução salina ou água destilada, sendo considerados mais confortáveis pelos pacientes.

O tamponamento anteroposterior falha no controle de sangramentos nasais intensos e persistentes em aproximadamente 20% dos casos. É extremamente desconfortável para o paciente, tanto no momento da colocação como por causar obstrução nasal, sensação de pressão, dor na face e disfagia. Complicações consideradas maiores, como sepse, arritmias, hipóxia e morte são mais associadas ao tamponamento posterior. Podem ocorrer também necrose da cartilagem alar, otite média secretora, sinusite aguda e perfuração septal. A presença do tamponamento nasal pode levar à diminuição da ventilação pulmonar, por redução no reflexo nasopulmonar. Um cuidado especial deve ser tomado evitando-se medicações que possam deprimir o centro respiratório. Devido a esses fatos, sangramentos intensos que necessitem de tamponamentos posteriores ou anteriores prolongados, sempre que possível, devem ser encaminhados para tratamento mais definitivo (cirurgia ou embolização).

Cirurgia

A cirurgia é indicada nos casos em que o sangramento nasal persiste apesar do tamponamento nasal devidamente posicionado ou recorre após a retirada do tampão. Em pacientes com problemas pulmonares ou cardiovasculares, o tratamento cirúrgico pode ser indicado mais precocemente[8].

Dentre as muitas técnicas cirúrgicas disponíveis para o controle da epistaxe, destaca-se a ligadura ou cauterização da artéria esfenopalatina, sendo a opção em torno de 90% dos casos cirúrgicos. Esse procedimento apresenta alta taxa de sucesso, ao redor de 92%. Outras técnicas disponíveis, usadas em casos selecionados, são a ligadura da artéria maxilar por abordagem transantral, ligadura da artéria etmoidal anterior, coagulação intranasal das etmoidais usando-se microscópio ou endoscópio e ligadura da artéria carótida externa[9-16].

Embolização

A utilização da embolização arterial percutânea no tratamento de epistaxe foi introduzida por Sokoloff et al. em 1974. Atualmente, é considerado por muitos o tratamento de escolha na epistaxe posterior.

Faz-se a cateterização percutânea da artéria femoral sob anestesia local e chega-se até a artéria maxilar e seus ramos, os quais podem ser obliterados com álcool polivinil, partículas de Gelfoam® ou microesferas dextrana. As vantagens dessa técnica são a localização da região do sangramento, obliteração dos vasos distais, além de não necessitar de anestesia geral e poder ser repetido se necessário. Alguns autores sugerem que o alto custo do procedimento poderia ser compensado pela diminuição no tempo de internação.

São complicações desse procedimento: hematoma femoral, lesão do nervo femoral, trismo, amaurose, paralisia facial, hemiplegia, necrose da pele e tecido celular subcutâneo e acidente vascular cerebral. Ocorrem em 17% dos casos.

É indicada nos pacientes que não obtiveram o controle do sangramento com a utilização das ligaduras esfenopalatina e etmoidal, em pacientes que apresentam contraindicação para procedimento cirúrgico ou ainda como primeira opção de tratamento em alguns centros. Indica-se a embolização quando a ligadura arterial não foi satisfatória para as epistaxes graves e refratárias.

As limitações desse método são sangramentos provenientes das artérias etmoidais e pacientes com doença aterosclerótica em artéria carótida[17].

CONCLUSÕES[18]

A epistaxe é comum na prática médica e uma das principais emergências otorrinolaringológicas.

A epistaxe anterior é mais comum e acomete principalmente crianças e adultos jovens. A epistaxe posterior, apesar de menos frequente, está associada à maior gravidade e muitas vezes necessita de medidas intervencionistas.

Não considerar a epistaxe como fato sem importância. O quadro pode estar associado a sérias repercussões hemodinâmicas, que devem ser investigadas no momento da avaliação inicial. Ao avaliar o paciente com sangramento nasal, além da semiologia otorrinolaringológica, avaliar as condições clínicas gerais do paciente.

Considerar os fatores etiológicos locais e sistêmicos durante a avaliação do paciente com epistaxe, bem como lembrar das outras causas não rinogênicas para a saída de sangue pelas cavidades nasais.

Nos casos de sangramentos importantes, principalmente associados com repercussão hemodinâmica, considerar a possibilidade de realizar exames complementares.

O tratamento intervencionista é indicado nos casos de sangramento ativo e deve seguir uma sequência até o controle adequado do sangramento. Em casos de sangramentos posteriores sem controle com medidas mais conservadoras como o tamponamento nasal, indica-se o tratamento cirúrgico (ligaduras arteriais) ou a embolização arterial seletiva.

REFERÊNCIAS BIBLIOGRÁFICAS

1. Voegels RL. Epistaxe. In: Voegels RL, Lessa MM, Butugan O, Bento RF, Miniti A. Condutas práticas em rinologia. 1ª ed. São Paulo: Bios Comunicação e Editora; 2002.p.42.
2. Andrade NA, Felippu Neto A. Epistaxe grave. In: Campos CAH, Costa HOO. Tratado de Otorrinolaringologia da Sociedade Brasileira de Otorrinolaringologia. 1ª ed. São Paulo: Editora Roca; 2003.p.209.
3. Viehweg TL, Roberson JB, Hudson JW. Epistaxis: diagnosis and treatment. J Oral Maxillofac Surg 2006;64:511.
4. Douglas R, Wormald PJ. Update on epistaxis. Curr Opin Otolaryngol Head Neck Surg 2007;15:180.
5. Randall DA. Epistaxis packing. Practical pointers for nosebleed control. Postgrad Med 2006;119:77.
6. Arbulú CZ, Tsuji RK, Lessa MM, Voegels RL, Butugan O. Grave complicação do tratamento de epistaxe: relato de caso. Rev Bras Otorrinolaringol 2004;70:124.
7. Trotter MI, De R, Drake-Lee A. Evidence-based management of epistaxis in adults. Br J Hosp Med (Lond) 2006;67:651.
8. Klotz DA, Winkle MR, Richmon J, Hengerer AS. Surgical management of posterior epistaxis: a changing paradign. Laryngoscope 2002;112:1577.
9. Pritikin JB, Caldarelli DD, Panje WR. Endoscopic ligation of the internal maxillary artery for treatment of intractable epistaxis. Ann Otol Rhinol Laryngol 1998; 107:85.
10. Sharp HR, Rowe-Jones JM, Biring GS, Mackay IS. Endoscopic ligation or diathermy of the sphenopalatine artery in persistent epistaxis. J Laryngol Otol 1997; 111:1047.
11. Shaw CB, Wax MK, Wetmore SJ. Epistaxis: a comparison of treatment. Otolaryngol Head Neck Surg 1993;109:60.
12. Shin EJ, Murr AH. Managing epistaxis. Otolaryngol Head Neck Surg 2000; 8:37.
13. Snyderman CH, Goldman SA, Carrau RL, Ferguson BJ, Grandis JR. Endoscopic sphenopalatine artery ligation is an effective method of treatment for posterior epistaxis. Am J Rhinol 1999;13:137.
14. Voegels RL, Thomé DC, Iturralde PPV, Butugan O. Endoscopic ligature of the sphenopalatine artery for severe posterior epistaxis. Otolaryngol Head Neck Surg 2001;124:464.
15. Stamm AC, Teufert KB, Freire LAS. Epistaxe severa-cirurgia microendoscópica. Rev Bras Otorrinolaringol 1998;64:80.
16. Stankiewicz JA. Nasal endoscopy and control of epistaxis. Otolaryngol Head Neck Surg 2004;12:43.
17. Venosa A, Butugan O, Voegels RL, Valentine M, Cocchiarall CR, Ikino MYI, Alves RBF. Epistaxe severa: estudo retrospectivo. Rev Bras Otorrinolaringol 1998; 64:57.
18. Pope LE, Hobbs CG. Epistaxis: an update on current management. Postgrad Med J 2005;81:309.

8. ROUQUIDÃO

Ronaldo Frizzarini

Rouquidão é um termo frequentemente usado pelos pacientes para descrever uma dificuldade para falar ou uma mudança na qualidade de sua voz (disfonia). A impossibilidade de emitir som (afonia) e a dor para falar (odinofonia) também são muitas vezes interpretados como rouquidão[1].

A rouquidão é uma das várias formas de disfonia. Um paciente com disfonia pode apresentar a voz rouca, soprosa, astênica, tensa e/ou áspera, mas neste capítulo será descrita a rouquidão como sinônimo de disfonia. Ela não é uma doença, mas um sintoma de alteração das estruturas que atuam na produção da voz[2].

As causas de disfonia são muitas e variam desde um simples resfriado comum até tumores malignos[3]. A importância dessa queixa deve-se à possibilidade do **diagnóstico precoce** de tumores malignos da laringe, o que altera o prognóstico do tratamento da doença.

Portanto, na ausência de infecções do trato respiratório superior, qualquer paciente com disfonia súbita que persista por mais de três semanas necessita de avaliação minuciosa[4].

ACHADOS CLÍNICOS

HISTÓRIA CLÍNICA

Como a produção da voz depende de uma adequada vibração das pregas vocais, fatores como alterações do epitélio que recobre as pregas vocais, anormalidades funcionais e alterações relacionadas à inervação da laringe podem ocasionar a disfonia[5]. Portanto, para se fazer o diagnóstico correto da causa da disfonia, alguns dados devem ser avaliados (Quadro 8.1).

Idade do paciente

Crianças geralmente apresentam disfonia por abuso vocal[6], ao passo que pacientes mais idosos podem apresentar disfonia ocasionada pelo envelhecimento (presbifonia). Adultos e idosos com disfonia persistente devem ser investigados para afastar a suspeita de neoplasia laríngea.

Etilismo e tabagismo

Devido à forte associação entre etilismo e tabagismo com o carcinoma espinocelular de trato aerodigestório, em qualquer paciente com disfonia e história de etilismo e/ou tabagismo, deve-se questionar a hipótese de tumor de cabeça e pescoço. Outra doença frequentemente associada ao tabagismo é o edema de Reinke – uma hipertrofia e hiperplasia da lâmina própria da prega vocal que provoca disfonia (Fig. 8.1).

Quadro 8.1 – Dados de anamnese relacionados com as causas de disfonias.

Dados de anamnese	Doença frequentemente associada
Aparecimento agudo da disfonia	Lesão da prega vocal por abuso vocal Infecções agudas (virais e bacterianas)
Aparecimento gradual da disfonia	Presbifonia, doenças neoplásicas ou granulomatosas, alterações neurológicas progressivas (miastenia e doença de Parkinson)
Disfonia crônica (desde a infância)	Alterações estruturais das pregas vocais (lesões epiteliais benignas)
Paciente idoso	Aumenta a probabilidade de processo neoplásico Presbifonia
Paciente jovem	Menor probabilidade de processo neoplásico
Paciente infantil	Lesões das pregas vocais por abuso vocal Lesões laríngeas congênitas
Antecedente de etilismo	Aumenta a probabilidade de processo neoplásico
Antecedente de tabagismo	Aumenta a probabilidade de processo neoplásico Edema de Reinke
Profissional da voz (professores, cantores)	Lesões das pregas vocais por abuso vocal
Trabalhadores de locais ruidosos	Lesões das pregas vocais por abuso vocal
Trabalhadores de locais com poluição do ar	Lesões das pregas vocais por agressão do agente físico da poluição
Presença de dispneia	Paralisia de pregas vocais em adução (medializadas), tumores, lesões granulomatosas
Hemoptise	Aumenta a probabilidade de processo neoplásico

Dados de anamnese	Doença frequentemente associada
Disfonia persistente	Lesões fixas na prega vocal
Disfonias intermitentes	Abuso vocal e infecções agudas
Antecedente de cirurgia cervical ou torácica	Lesão nervosa
Antecedente de traumatismo cervical ou torácico	Lesão nervosa, traumatismo do arcabouço laríngeo
Antecedente de alteração neurológica	Doença de Parkinson, miastenia, tremor essencial, acidente vascular cerebral
Antecedente de intubação orotraqueal prolongada	Traumatismo das pregas vocais
Hipoacusia em algum familiar	Lesões das pregas vocais por abuso vocal
Odinofonia, odinofagia	Neoplasias, infecções
Antecedente de hipotireoidismo	Alteração da lâmina própria das pregas vocais
Antecedente de refluxo gastroesofágico	Lesões das pregas vocais pelo refluxo
Antecedentes de doenças nasossinusais (rinites ou sinusites crônicas)	Lesões das pregas vocais pela drenagem de secreções e pelo reflexo da tosse
Abuso de consumo de café	Lesões das pregas vocais pela alteração da hidratação laríngea e facilitação de refluxo
Uso de anti-histamínicos, antidepressivos tricíclicos ou esteroides orais	Lesões das pregas vocais pela alteração da hidratação laríngea
Crescimento tireoidiano	Lesão nervosa
Presença de linfonodomegalia	Aumenta a probabilidade de processo neoplásico ou lesão granulomatosa

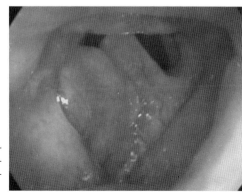

Figura 8.1 – Edema de Reinke. Alteração do epitélio das pregas vocais ocasionada pela hipertrofia/hiperplasia de sua lâmina própria.

Forma de aparecimento do sintoma

Quando a alteração da voz é desde a infância, deve-se suspeitar de uma alteração da estrutura do epitélio da prega vocal. Disfonias de aparecimento agudo sugerem processos infecciosos ou abuso vocal, ao passo que em disfonias graduais com mais de um mês devem ser afastados processos tumorais[9].

Profissão

Pacientes que usam bastante a voz para trabalhar como professores, cantores, operadores de *telemarketing* (profissionais da voz) tendem a apresentar disfonia por abuso vocal. Pessoas que trabalham em local ruidoso e que precisam falar alto também são suscetíveis ao aparecimento da disfonia.

Progressão da disfonia

A disfonia progride em casos de lesões que aumentam de tamanho (como os tumores e as doenças granulomatosas) e alterações neurológicas progressivas (miastenia e doença de Parkinson). A disfonia ocasionada pelo envelhecimento também tende a progredir com o tempo.

Presença de dispneia

Paralisia de pregas vocais em adução (medializadas) pode proporcionar dispneia importante e necessitar de traqueotomia. Lesões que obstruam a laringe como tumores granulomatosos ou neoplásicos também podem produzir dispneia.

Presença de hemoptise

Sangramentos laríngeos são mais frequentes nos casos de neoplasias.

Natureza intermitente ou persistente da disfonia

Lesões fixas na prega vocal tendem a provocar disfonias persistentes. Abuso vocal e infecções virais tendem a produzir disfonias intermitentes.

História pregressa de cirurgia ou traumatismo cervicotorácico

Pode haver disfonia por lesão do nervo vago ou seus ramos que inervam a laringe (laríngeo recorrente e laríngeo superior).

História pregressa de alteração neurológica

Casos como doença de Parkinson, miastenia, tremor essencial, acidente vascular cerebral podem ocasionar disfonia.

Intubação orotraqueal prolongada prévia

Há risco de lesão da prega vocal pelo traumatismo provocado pela cânula.

Hipoacusia em algum familiar

A comunicação com pessoas que apresentam diminuição da acuidade auditiva requer um esforço vocal que pode ocasionar disfonia.

Outros sintomas associados

A **dor**, principalmente quando referida na orelha, pode estar associada a tumores supraglóticos. Porém, quadros inflamatórios agudos como gripes e resfriados também costumam estar acompanhados de dor.

A **febre** pode estar presente nos quadros infecciosos.

Pacientes com **hipotireoidismo** ocasionalmente apresentam disfonia por alteração da lâmina própria da prega vocal.

Pessoas com **refluxo gastroesofágico** podem apresentar disfonia devido à agressão do refluxo sobre as pregas vocais.

Doenças nasossinusais (rinites ou sinusites crônicas) às vezes irritam a laringe pela drenagem de secreções para a laringe.

Uso de substâncias que podem alterar a hidratação laríngea

Algumas substâncias como café, anti-histamínicos, antidepressivos tricíclicos e esteroides orais podem alterar a hidratação laríngea e provocar disfonias[10] (Quadros 8.2 e 8.3).

Quadro 8.2 – Classificação das disfonias a partir de sua origem.

Classificação	Possível causa
Congênita	Membrana laríngea, estenose subglótica, laringomalacia
Alteração de cobertura mucosa	Inflamatória (laringites agudas e crônicas) Tumorais e pré-tumorais (leucoplasia, papiloma, carcinomas) Associada a mau uso vocal (nódulo, pólipo, granuloma) Alterações estruturais mínimas (cisto, sulco, ponte, vasculodigenesia, *microweb*)
Associadas a doenças sistêmicas	Endocrinológicas (hipotireoidismo, hipertireoidismo, virilização) Reumatológicas (artrite reumatoide, *miastenia gravis*) Gastroenterológicas (doença do refluxo gastroesofágico) Neurológicas (alterações cerebelares, paralisia cerebral, parkinsonismo, coreia)
Disfonias neurogênicas	Paralisias de pregas vocais, disfonia espasmódica e tremor vocal
Disfonias funcionais	Alterações psicogênicas, uso incorreto da voz

Quadro 8.3 – Principais procedimentos cirúrgicos com risco de lesão nervosa que promova disfonia.

Tireoidectomia	Paratireoidectomia	Esofagectomia
Acesso anterior à coluna cervical	Cirurgias cardíacas	Cirurgias da aorta proximal
Mediastinoscopia	Exérese de tumores cervicais	Reconstruções traqueais

EXAME CLÍNICO

Ao examinar um paciente com disfonia, além do exame clínico de rotina, todo médico deve atentar-se para alguns itens[11]:

- Avaliação da hidratação do paciente – desidratação pode alterar a mobilidade da mucosa da prega vocal.
- Avaliação dos pares cranianos – principalmente do IX, X, XI e XII.
- Aspecto da mucosa de todo o trato respiratório superior.
- Palpação cervical à procura de linfonodomegalias e aumento tireoidiano.
- Avaliação, mesmo que subjetiva, da audição.

Cabe ainda ao otorrinolaringologista a visualização da laringe durante a fonação, que é fundamental para a avaliação precisa da disfonia. Isso pode ser realizado por meio do espelho de Garcia (laringoscopia indireta) ou de endoscópios (rígidos ou flexíveis). Deve-se atentar para a motilidade das pregas vocais e procurar alterações na sua mucosa como hiperemias, edemas ou lesões epiteliais[10].

DIAGNÓSTICO DIFERENCIAL

São várias as causas das disfonias. A seguir as causas principais serão discutidas e as demais citadas nos quadros 8.4 e 8.5.

NEOPLASIAS MALIGNAS

O carcinoma espinocelular corresponde a 90-95% das lesões laríngeas malignas. Outras neoplasias laríngeas malignas incluem carcinoma verrucoso, adenocarcinoma e adenocarcinoma anaplásico.

O carcinoma pode variar em sua aparência, dependendo do estágio de desenvolvimento. Inicialmente ele se apresenta como uma placa branca, ou leucoplasia, que é uma lesão pré-maligna (Fig. 8.2), e evolui para lesões infiltrativas, com áreas ulceradas e exofíticas (Fig. 8.3).

Quadro 8.4 – Diagnóstico diferencial das disfonias de acordo com a qualidade vocal.

Qualidade vocal	Diagnóstico diferencial
Rouca	Lesão mucosa da prega vocal, tensão muscular, laringite por refluxo, neoplasia
Soprosa	Paralisia laríngea, disfonia espástica em abdução, disfonia funcional, presbifonia
Astênica	Presbifonia, disfonia funcional, miastenia
Tensa	Disfonia espástica em adução, tensão muscular
Áspera	Lesão mucosa da prega vocal, neoplasia
Trêmula	Doença de Parkinson, tremor essencial, disfonia espástica, tensão muscular
Voz com tom grave	Edema de Reinke, abuso vocal, virilização

Quadro 8.5 – Diagnóstico diferencial das disfonias de acordo com a etiologia[10].

Etiologia	Diagnóstico diferencial
Lesões estruturais	Nódulos vocais, pólipos vocais, cistos vocais, granulomas laríngeos, edema de Reinke
Lesões tumorais	Papilomatoses, carcinomas espinocelulares
Inflamatórias	Laringite por refluxo gastroesofágico, laringites infecciosas, lesões granulomatosas
Neurológicas	Paralisia laríngea, disfonia espástica, movimento desordenado (por exemplo, doença de Parkinson), tremor essencial
Miscelânea	Abuso vocal, presbifonia, tensão muscular, alteração tireoidiana, medicamentos

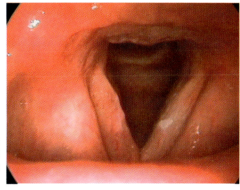

Figura 8.2 – Leucoplasia de prega vocal esquerda. Lesão pré-tumoral caracterizada por placas brancas aderidas ao epitélio.

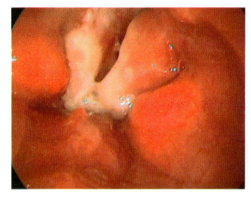

Figura 8.3 – Carcinoma espinocelular em pregas vocais. Observar aspecto da lesão infiltrativo, ulcerado e recoberto por fibrina.

Fatores predisponentes como o álcool e o fumo são muito importantes para seu aparecimento.

O diagnóstico é feito com biópsia da lesão e o tratamento pode ser cirúrgico ou com radioterapia ou a associação de ambos, de acordo com o estadiamento do tumor. O carcinoma verrucoso não responde à radioterapia.

O médico generalista deve suspeitar de neoplasia laríngea sempre que avaliar um paciente tabagista e/ou etilista com disfonia crônica. O encaminhamento para um diagnóstico e tratamento precoces pode ser decisivo no prognóstico do paciente.

INFECÇÃO AGUDA

A infecção pode ser viral ou bacteriana. Geralmente tem um curso limitado e a disfonia regride após a infecção.

O diagnóstico é clínico e muitas vezes não é necessária a laringoscopia para fazer o diagnóstico, sendo reservada para casos de disfonia persistente por mais de três semanas.

O tratamento requer cuidados de suporte como hidratação, repouso vocal e tratamento da infecção.

Todo médico deve estar apto a diagnosticar e tratar disfonias de causa infecciosa aguda com menos de três semanas. O paciente deve ser encaminhado para um otorrinolaringologista sempre que a disfonia persistir por mais de três semanas.

ABUSO VOCAL

É a causa mais frequente de disfonia e está associada a uma postura laríngea incorreta, que traumatiza as pregas vocais, provocando, geral-

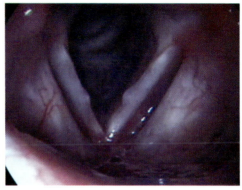

Figura 8.4 – Nódulos de pregas vocais, geralmente ocasionados pelo abuso vocal e uso incorreto da voz.

mente, os chamados nódulos vocais (Fig. 8.4). O diagnóstico é feito por meio da laringoscopia. Seu curso é autolimitado e melhora com relaxamentos laríngeos e manutenção de uma postura adequada da laringe durante a fonação. Porém, caso o traumatismo laríngeo seja intenso e prolongado, alterações definitivas podem aparecer, de modo que somente procedimentos cirúrgicos podem corrigi-las.

Quando a disfonia está associada a abuso vocal momentâneo, como uma partida de futebol, o médico generalista pode orientar repouso vocal e observação. O paciente deve ser encaminhado para o otorrinolaringologista caso a disfonia ocorra repetidas vezes ou não regrida.

PAPILOMA LARÍNGEO

É o tumor benigno mais frequente da laringe, causado pela infecção do vírus HPV (principalmente os tipos 6 e 11). Como é causa de disfonia crônica, cabe ao otorrinolaringologista seu diagnóstico e tratamento corretos.

Apresenta-se como lesão exofítica verrucosa de crescimento progressivo que pode levar à insuficiência respiratória por obstrução da laringe (Fig. 8.5). O diagnóstico é feito por meio da laringoscopia e seu tratamento é a exérese cirúrgica. Em alguns casos, a recidiva é frequente e requer várias intervenções cirúrgicas.

PARALISIA LARÍNGEA

Ocorre por lesão do nervo vago ou de seus ramos que inervam a laringe. Os sintomas podem ser variados, de acordo com a posição da prega

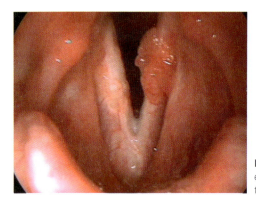

Figura 8.5 – Papiloma recidivado em pregas vocais com sinéquia anterior pós-operatória.

vocal paralisada. O paciente pode apresentar dispneia (nos casos de paralisia bilateral medializada) ou disfonia e aspiração (nos casos de paralisia com a prega vocal lateralizada).

O diagnóstico é feito pelo otorrinolaringologista por meio da laringoscopia e deve ser realizada investigação do motivo da paralisia da prega vocal.

EXAMES COMPLEMENTARES

No quadro 8.6 estão citados os exames complementares para o diagnóstico de disfonia.

LARINGOSCOPIA

A visualização funcional da laringe é fundamental para se chegar a um diagnóstico correto, por isso esse procedimento faz parte do exame clínico otorrinolaringológico de um paciente disfônico.

Em serviços de atenção primária, nos quais não há um especialista e o material necessário para a realização deste exame, pode-se observar clinicamente disfonias causadas por infecção de vias aéreas superiores ou por abuso vocal com duração inferior a três semanas. Outros pacientes, principalmente aqueles com fatores de risco para neoplasia de laringe (tabagismo, etilismo e idade avançada) e profissionais da voz deverão realizar o exame (Fig. 8.6).

Tanto a laringoscopia indireta (que é realizada com o espelho de Garcia) quanto a endoscopia laríngea (que pode ser realizada com endoscópios rígidos ou flexíveis) analisam as pregas vocais estática e dinamicamente, sendo possível diagnosticar lesões orgânicas e funcionais.

Quadro 8.6 – Exames complementares.

Exame	Comentário
Laringoscopia indireta	Visualiza a laringe estática e dinamicamente. Método simples, porém fornece imagem menos detalhada
Endoscopia rígida da laringe	Visualiza a laringe estática e dinamicamente. Fornece boa imagem
Endoscopia flexível da laringe	Visualiza a laringe estática e dinamicamente. Fornece boa imagem
Hemograma	Solicitado na suspeita de infecções ou doença linfoproliferativa
Exames hormonais	Principalmente na suspeita de alterações tireoidianas ou masculinização
Provas reumatológicas	Principalmente na suspeita de artrite da articulação cricoaritenóidea
Tomografia computadorizada	Para avaliar neoplasias, doenças granulomatosas e paralisia laríngea
Biópsia laríngea	Para avaliar neoplasias e doenças granulomatosas
Espectograma do som	Avalia objetivamente as características da voz rouca
Estroboscopia	Permite a visualização da vibração das pregas vocais em câmera lenta
Eletromiografia laríngea	Para avaliar paralisias de pregas vocais
Quimografia	Avalia cada ciclo vibratório da prega vocal

Associada a outros recursos, como a estroboscopia e a quimografia, é possível observar em detalhes as características da vibração da mucosa das pregas vocais.

EXAMES LABORATORIAIS

Os exames laboratoriais são solicitados em casos específicos, geralmente pelo otorrinolaringologista, principalmente nas causas infecciosas, inflamatórias ou sistêmicas. Dentre os exames que podem ajudar no diagnóstico, destacam-se o hemograma, que pode ser útil em suspeita de doença linfoproliferativa e infecções; as provas reumatológicas, na suspeita de artrite da articulação cricoaritenóidea; e exames hormonais como TSH, T_4 livre e testosterona, quando se suspeita de doenças endocrinológicas.

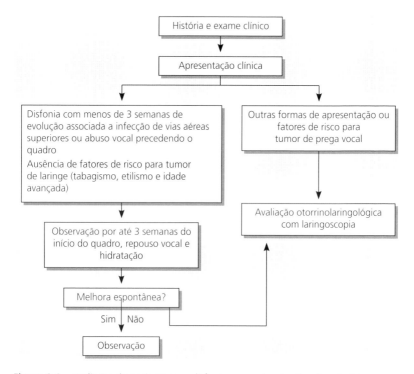

Figura 8.6 – Avaliação do paciente com disfonia em serviço de atenção primária.

EXAMES DE IMAGEM

Não é frequente a necessidade de exames de imagem para avaliar a disfonia. Quando necessário, a tomografia computadorizada é o exame mais solicitado, sendo útil na avaliação da causa das paralisias laríngeas e na avaliação de tumores e doenças granulomatosas.

BIÓPSIA LARÍNGEA

Solicitada quando há suspeita de lesão laríngea por neoplasia ou doenças granulomatosas. Na maioria das vezes, é realizada sob anestesia geral, por meio da laringoscopia direta (laringoscopia de suspensão).

TRATAMENTO

O tratamento da disfonia depende da sua causa. O quadro 8.7 resume o tratamento de algumas causas.

Quadro 8.7 – Tratamento da disfonia de acordo com sua causa.

Causa	Tratamento
Abuso vocal	Repouso vocal, hidratação e fonoterapia
Infecções virais	Repouso vocal e hidratação
Infecções bacterianas	Repouso vocal e hidratação Amoxicilina 500mg, VO, 8/8h, durante 7 a 10 dias
Presbifonia	Fonoterapia
Neoplasia	Cirurgia e/ou radioterapia, dependendo do estágio
Doença granulomatosa	Tratamento da doença de base (tuberculose, leishmaniose etc.)
Alterações estruturais da mucosa da prega vocal	Fonoterapia, cirurgia em alguns casos
Lesões congênitas	Cirurgia, fonoterapia
Alterações neurológicas	Acompanhamento neurológico Aplicação de toxina botulínica em alguns casos
Paralisia laríngea	Tratar a causa (por exemplo, tumor mediastinal) Tireoplastia (cirurgias sobre o arcabouço laríngeo)[11]
Traumatismo laríngeo	Repouso vocal Hidrocortisona 300mg, IV Avaliar necessidade de amoxicilina 500mg, VO, 8/8h, durante 7 a 10 dias Cirurgia
Granuloma laríngeo	Cirurgia
Nódulos vocais	Fonoterapia
Pólipos vocais	Fonoterapia, cirurgia
Doenças endocrinológicas	Tratamento da doença de base
Refluxo gastroesofágico	Omeprazol 20mg, 2 vezes ao dia, dieta, educação comportamental
Disfonias funcionais (psicogênicas)	Psicoterapia, fonoterapia
Uso incorreto do tom vocal	Fonoterapia
Papilomatose	Cirurgia
Disfonia espástica	Fonoterapia, psicoterapia, aplicação de toxina botulínica, cirurgia

CONCLUSÕES

- São várias as causas de disfonia que podem ser desde uma simples infecção viral autolimitada até tumores malignos. O diagnóstico precoce das neoplasias é fator determinante do prognóstico da doença.
- Na ausência de infecções do trato respiratório superior, qualquer paciente com disfonia persistente por mais de três semanas necessita de avaliação minuciosa da sua queixa.
- Muitas causas da disfonia podem ser identificadas por meio da anamnese e exame clínico e a laringoscopia é um exame realizado de rotina pelo otorrinolaringologista, pois fornece informações essenciais para que se faça o diagnóstico correto.
- A solicitação de determinado exame complementar depende da suspeita clínica. Um exemplo é a solicitação de hormônios sexuais na suspeita de disfonia por virilização.
- O tratamento da disfonia depende da sua causa. O quadro 8.7 resume o tratamento de algumas causas.
- A figura 8.6 resume a avaliação necessária a um paciente disfônico em serviços de atenção primária.

REFERÊNCIAS BIBLIOGRÁFICAS

1. Frizzarini R, Tsuji DH. Rouquidão. In: Cavalcanti EFA, Martins HF. Clínica médica: dos sinais e sintomas ao diagnóstico e tratamento. Barueri, SP: Manole; 2007.p.1640.
2. Berke GS, Kevorkian KF. The diagnosis and management of hoarseness. Comp Ther 1996;22:251.
3. Hausfeld JN. Hoarseness – current concepts on etiologies and treatment alternatives. Med J 1998;47:59-63.
4. Rosen CA, Anderson D, Murry T. Evaluating hoarseness: keeping your patients voice healthy. Am Fam Physician 1998;57:2775.
5. Tsuji DH, Yokochi AKA. Fonocirurgia. In: Pinho SMR. Fundamentos em Fonoaudiologia: Tratando os Distúrbios da Voz. Rio de Janeiro: Guanabara Koogan; 1998.p.49.
6. Banfield G, Tandon P, Solomons N. Hoarse voice: na early symptom of many conditions. Practioner 2000;244:267.
7. Simpson CB, Fleming DJ. Medical and vocal history in the evaluation of dysfonia. Otolaryngol Clin North Am 2000; 33:719.
8. der Goten V. Evaluation of the patient with hoarseness. Eur Radiol 2004;14: 1406.
9. Garrett CG, Ossoff RH. Hoarseness: contemporary diagnosis and management. Compr Ther 1995;21:705-10.
10. Bailey BJ, et al. Head and neck surgery – otolaryngology. 3rd ed. Philadelphia: Lippincott Williams & Winkins.
11. Isshiki N, Tsuji DH, Sennes LU. Tireoplastias. São Paulo: Fundação Otorrinolaringologia; 1999.p.39.

9. PARALISIA FACIAL PERIFÉRICA

Mariana Hausen Pinna
Ricardo Ferreira Bento

A paralisia facial pode afetar drasticamente a vida de um paciente, pois sabe-se que a expressão facial humana é um ponto crucial na comunicação interpessoal. Além disso, a inervação motora do nervo facial contribui para a proteção ocular, articulação da fala, mastigação e salivação. A pessoa com disfunção do nervo facial sofre não apenas com as consequências funcionais, mas também com um impacto psicológico de uma face distorcida[1].

Trata-se de entidade clínica que decorre de lesão ou mau funcionamento das fibras do nervo facial. É considerada periférica quando a disfunção ocorre distalmente ao núcleo motor do facial no tronco cerebral[2].

Muitas são as causas possíveis para paralisia facial periférica unilateral, o acometimento bilateral da face é muito menos frequente e ocorre em menos de 2% das paralisias agudas.

Várias doenças podem afetar a função do nervo facial, incluindo diabetes, infecção pelo HIV, doença de Lyme, fraturas do osso temporal, tumores da parótida e do ângulo pontocerebelar, otite média, herpes zóster ótico (síndrome de Ramsay Hunt), sarcoidose, eclâmpsia, amiloidose e a síndrome de Guillain-Barré. Porém, a apresentação mais comum da paralisia facial periférica é a idiopática ou paralisia de Bell, que ocorre em 60 a 80% dos casos e é diagnosticada após a exclusão de todas as etiologias possíveis. O exame clínico, incluindo otoscopia, exame da parótida e pares cranianos, é importante na investigação da causa e do local da lesão ao nervo facial[3].

O acometimento de outros pares cranianos é indício de doença mais grave associada, pode ser polineuropatia ou malignidade; o envolvimento concomitante do VI par revela doença de tronco cerebral; do V, VI e VIII, doença de ápice petroso; e do IX, X e XI, doença de base de crânio[4].

Em diversas situações, o tempo de início do tratamento tem influência sobre o prognóstico da doença. Desse modo, a paralisia facial deve ser considerada uma urgência e tratada como tal pelo médico que fizer o primeiro atendimento.

ANATOMIA DO NERVO FACIAL

O nervo facial, VII par craniano, é um nervo misto, sendo que 80% de suas fibras são motoras. No assoalho do IV ventrículo, ele tem seu núcleo de origem que é composto por quatro grupos celulares: o dorsomedial, o ventromedial, o intermediário e o lateral. Cada grupo inerva grupos musculares periféricos específicos.

Aproximadamente 7.000 neurofibrilas constituem as fibras nervosas do nervo facial e estas estão reunidas em um cilindro (eixo) envolvido por tênue bainha de mielina.

Ramos intrapetrosos

No segmento pontino, o nervo facial não fornece nenhum ramo. Ele apresenta os seguintes ramos intrapetrosos que serão importantes no diagnóstico topográfico da lesão:

Nervo petroso superficial maior – é o primeiro dos ramos que o VII par fornece, e este deixa o facial na região do gânglio geniculado, e sempre em linha reta atinge o sulco que tem seu nome. Este ramo, junto com o nervo petroso profundo e um ramo simpático do plexo carotídeo vão constituir o nervo vidiano, encarregado de conduzir as fibras parassimpáticas, vasodilatador e secretor para as glândulas lacrimais, palatinas e nasais.

Ramo do estapédio – emerge do facial próximo à eminência piramidal, indo ao músculo do estribo, responsável pelos movimentos da excursão do estribo.

Nervo corda do tímpano – deixa o facial a mais ou menos 5mm do forame estilomastóideo pela sua face externa, penetra em um pequeno canal chegando até a caixa timpânica e passa sobre a longa apófise da bigorna indo ao espaço lateroparíngeo, no qual se incorpora ao nervo lingual. O nervo corda do tímpano e o lingual são responsáveis pela inervação gustativa (paladar) da mucosa dos dois terços anteriores da língua e palato. Cabe também ao corda do tímpano levar os impulsos vasodilatadores secretores às glândulas salivares sublinguais e submaxilares.

Ramos extrapetrosos

Logo ao deixar o orifício estilomastóideo, fornece os seguintes ramos:

- Ramos sensitivos para a membrana timpânica, meato acústico externo e pavilhão da orelha (zona de Ramsay Hunt).
- Ramos motores para os músculos auricular posterior, occipital, estilóideo, ventre posterior do digástrico, músculos mímicos da face e para o cuticular[5].

FISIOPATOLOGIA DA LESÃO NEURAL

A degeneração walleriana é a alteração histopatológica do nervo facial que determina o prognóstico da lesão nervosa. Ocorre entre 15 e 20 dias após a lesão e caracteriza-se pelo edema das células de Schwann e rompimento do bainha de mielina. Após a degeneração walleriana, a mielina e os restos axonioplasmáticos são absorvidos por macrófagos e as células de Schwann perdem seu arranjo linear, tornando-se separadas umas das outras.

Quando há degeneração walleriana nunca a regeneração será completa e sempre haverá sequela funcional. Se se encontrar uma situação de neuropraxia, é possível a reversão do quadro antes da degeneração walleriana, seja por regressão espontânea, seja por tratamento clínico ou cirúrgico (antes dos 20 dias de instalação da paralisia)[6].

CLASSIFICAÇÃO

Classificamos paralisia facial periférica de acordo com sua etiologia[7], a qual está relacionada em ordem decrescente de maior incidência em nosso meio:

- Idiopáticas.
- Traumáticas.
- Infecciosas.
- Tumorais.
- Metabólicas.
- Congênitas.
- Vasculares.
- Tóxicas.

AVALIAÇÃO DO PACIENTE COM PARALISIA FACIAL

A primeira questão fundamental a ser feita é: trata-se realmente de uma paralisia periférica?

Em uma paralisia central somente há envolvimento do movimento voluntário do terço inferior da face, e as secreções salivares e lacrimais e a gustação não estão envolvidas. Pacientes com essa característica devem ser encaminhados ao neurologista com urgência.

A avaliação clínica do grau de paralisia facial é um dado subjetivo e que difere dependendo do examinador. Diversos sistemas têm sido propostos na padronização de uma escala universal, sendo o sistema de House-Brackmann o mais amplamente aceito e adotado.

Grau I – normal
Função facial normal em todas as áreas.

Grau II – disfunção leve
Geral – leve fraqueza notável apenas à inspeção próxima; pode haver sincinesia muito discreta.
No repouso – simetria e tônus normais.
Ao movimento:
Testa: função boa a moderada.
Olho: fechamento completo com mínimo esforço.
Boca: leve assimetria.

Grau III – disfunção moderada
Geral – diferença óbvia mas não desfigurante entre os dois lados; sincinesia e/ou espasmo hemifacial notáveis mas não graves.
No repouso – simetria e tônus normais.
Ao movimento:
Testa: movimento moderado a leve.
Olho: fechamento completo com esforço.
Boca: levemente fraca com o máximo esforço.

Grau IV – disfunção moderadamente grave
Geral – fraqueza óbvia e/ou assimetria desfigurante.
No repouso – simetria e tônus normais.
Ao movimento:
Testa: nenhum movimento.
Olho: fechamento incompleto.
Boca: assimetria com o máximo esforço.

Grau V – disfunção grave
Geral – apenas uma movimentação discretamente perceptível.
No repouso – assimetria.
Ao movimento:
Testa: nenhum movimento.
Olho: fechamento incompleto.
Boca: movimento discreto.

Grau VI – paralisia total
Nenhum movimento.

O diagnóstico de paralisia de Bell (idiopática) é de exclusão e, portanto, são fundamentais anamnese detalhada e exame clínico minucioso. O episódio súbito de uma paralisia requer avaliação completa para excluir todas as etiologias conhecidas de paralisia motora. Muitos pacientes que recebem o diagnóstico de paralisia de Bell podem sofrer de atrasos deletérios no diagnóstico e tratamento de outras possíveis etiologias[8].

É importante definir entre quadro súbito e tardio, uma vez que a maioria dos casos de paralisia facial periférica é de caráter súbito, sendo as paralisias de origem tardia relacionadas a causas infecciosas ou traumáticas. Qualquer paralisia que apresente piora nas primeiras três semanas de história deve ser encaminhada ao especialista que deverá investigar minuciosamente quanto à possibilidade de neoplasia.

Paralisia facial recorrente também pode indicar malignidade, embora possa ocorrer tal fato na paralisia de Bell e na síndrome de Melkersson-Rosenthal.

Otoscopia é de fundamental importância, podendo estabelecer etiologias como otite média, otite externa maligna ou tumores, situações em que se faz necessário exame de imagem.

O exame também deve excluir massas na cabeça ou pescoço. Um tumor do lobo profundo da parótida pode ser identificado apenas pela palpação bimanual.

Rash cutâneo do tipo *eritema migrans* é patognomônico de doença de Lyme. Também podem estar associadas a essa doença artrite e artralgia, neuropatia craniana e meningite asséptica.

Sorologias para Lyme (IgG e IgM, confirmado por Western blot) são essenciais para excluir essa doença em regiões endêmicas. Glicemia de jejum e teste de tolerância à glicose podem confirmar *diabetes mellitus*. Ressonância magnética é o exame com maior acurácia para a detecção de tumores.

TESTES TOPODIAGNÓSTICOS

Dependem do conhecimento anatômico e funcional do nervo facial, são utilizados para tentar localizar a lesão. Atualmente, o local da lesão pode ser determinado pela tomografia computadorizada ou pela ressonância magnética, mas, muitas vezes, o exame clínico determinará a conduta. Alguns parâmetros são utilizados na determinação do topodiagnóstico da lesão do facial.

Paralisias centrais – acometimento apenas dos músculos da metade inferior da face, poupando os da metade superior.

Paralisias relacionadas com o núcleo do facial – comprometem o abducente (VI par craniano). Reflexos corneano e do estapédio não são vistos do lado paralisado; outros, como a secreção salivar, o lacrimejamento, a sensação gustativa da mucosa dos dois terços anteriores da língua, estão presentes, pois o nervo intermediário agrega-se ao facial abaixo do núcleo.

BERA, audiometria tonal e vocal e função vestibular – testes para a avaliação do comprometimento associado ao VIII nervo craniano.

Teste de Schirmer (lacrimejamento) – é realizado com papéis de filtro de 0,5 × 5cm no fórnice conjuntival inferior de cada olho por 3 minutos. É considerada normal diferença de lacrimejamento menor que 30% entre os lados. Diferença maior no lado afetado indica disfunção do nervo petroso superficial maior e, portanto, lesão acima ou no gânglio geniculado.

Reflexo estapediano – sua presença na vigência de paralisia facial periférica indica lesão do nervo distal à emergência da inervação do músculo estapediano. Sua ausência, porém, não pode ser tomada como lesão proximal, devido à complexidade e aos diversos mecanismos envolvidos nesse reflexo.

Paladar – a função gustativa estará alterada nas lesões acima da emergência do corda do tímpano. Testa-se com açúcar, limão e sal sobre a mucosa dos dois terços anteriores em cada lado da língua.

Fluxo salivar (Blatt) – canulação dos ductos de Wharton e estimulação (com limão). Uma diferença maior que 40% no fluxo salivar entre o normal e o paralisado significa comprometimento do facial.

ELETRODIAGNÓSTICO

Uma vez que a fibra nervosa somente conduz estímulos elétricos, várias tentativas baseadas neste ensinamento da fisiologia são empregadas para se obter informações sobre o VII par nas paralisias faciais periféricas para averiguar as funções importantíssimas deste nervo. São usados principalmente:

- eletroneurografia;
- eletromiografia.

Na eletroneurografia o nervo facial é estimulado junto ao forame estilomastóideo e os potenciais de ação globais do nervo são registrados através de eletrodos de superfície colocados na face. É um exame que pode ser realizado a partir de 48 horas após a paralisia facial ter-se instalado, e essa precocidade é uma de suas características. Informando sobre a porcentagem aproximada das fibras em degeneração, ou já degeneradas, permite que o prognóstico da paralisia facial seja estabelecido. O potencial de ação com redução de 90% em relação ao lado normal, sobretudo se esta redução é observada nos primeiros 10 dias após instalada a paralisia facial, é indicativo de mau prognóstico e, ao contrário, os casos que não atingirem essa porcentagem costumam evoluir satisfatoriamente.

A eletromiografia é usada para determinar a atividade elétrica das fibras musculares através de uma agulha (eletrodo) aplicada no músculo, com a finalidade de registrar os potenciais de ação de unidade motora polifásica de longa duração e baixa amplitude, indicativos de regeneração. O registro, pela eletromiografia, da presença de fibrilação muscular significa degeneração walleriana total ou parcial dos axônios no tronco do nervo.

Na fase aguda (urgência), o teste que mais são utilizados é a eletroneurografia.

PRINCIPAIS ETIOLOGIAS E TRATAMENTO

Paralisia de Bell

É a forma mais comum de paralisia facial, corresponde a 60 a 80% dos casos[9], diagnosticada após a exclusão das demais causas. Os lados direito e esquerdo da face são igualmente afetados e menos de 1% dos casos são bilaterais. A recorrência varia em torno de 7%, podendo ser ipsi ou contralateral, e deve sempre alertar o médico quanto à necessidade de uma investigação detalhada, com exames radiológicos.

Em gestantes há risco 3,3 vezes maior em relação às não gestantes, sendo mais comum no terceiro trimestre ou no pós-parto. A fisiopatologia não é precisa, sendo sugerido alterações hormonais, retenção de fluidos, hipertensão, comprometimento da *vasa nervorum* e processos autoimunes.

A paralisia de Bell é periférica, flácida, súbita (instalação em 24 a 48 horas) e idiopática, podendo ser acompanhada de dor retroauricular, alterações gustativas e olho seco. Pode haver piora até o 10º dia.

Muitas são as hipóteses etiológicas para a paralisia de Bell: genética, metabólica, autoimune, vascular (*diabetes mellitus*, hipertensão arterial sistêmica, vasoespasmo, frio, estresse), compressiva e infecciosa (herpesvírus simples), porém esta entidade continua sendo sinônimo ou mesmo definida como paralisia idiopática, afetando somente a porção do nervo facial confinada ao canal de Falópio.

Investigações imunológicas recentes sugerem que a paralisia de Bell, assim como a síndrome de Guillain-Barré, pode ser parte de um grupo de doenças desmielinizantes agudas do sistema nervoso periférico. É possível que uma infecção viral aguda ou reativação de um vírus latente cause mudanças nos linfócitos T e B e induza a uma reação autoimune, provocando neurite desmielinizante do nervo facial (e possivelmente de outros nervos cranianos). É frequente haver uma infecção viral 7 a 10 dias antes do início da paralisia.

De forma geral, 85% dos casos começam a apresentar retorno do movimento facial em até três semanas. Os outros 15% começam a melhorar em três a seis meses após o início da paralisia. Algum movimento deve retornar em praticamente todos os pacientes com paralisia de Bell até seis meses. Caso isso não ocorra, deve-se realizar investigação rigorosa de outra etiologia[9].

Fatores associados a pior prognóstico incluem hiperacusia, ausência de lacrimejamento, idade superior a 60 anos, *diabetes mellitus*, hipertensão arterial, ausência do reflexo do estapédio, paralisia completa, presença de dor intensa e degeneração maior que 90% à eletroneurografia nas três primeiras semanas de paralisia[10].

O tratamento clínico atualmente preconizado é o uso de dexametasona (8mg/dia durante 10 dias e esquema de retirada mais 10 dias) e aciclovir (2g/dia durante 10 dias) nos casos com tempo de evolução menor ou igual a cinco dias[11-15].

Além disso, medidas como proteção ocular e fisioterapia não devem ser esquecidas e serão detalhadas no final do capítulo.

A descompressão cirúrgica do nervo facial na paralisia de Bell pode ser uma alternativa em pacientes com degeneração acima de 90% à eletroneurografia em duas a três semanas do quadro.

Como a paralisia facial idiopática não é uma doença que ponha o paciente em risco de morte, conduta conservadora é uma alternativa aceitável em pacientes com condições debilitantes, contraindicação para cirurgia ou anestesia, ou que não aceite a cirurgia proposta.

Herpes zóster ótico (síndrome de Ramsay Hunt)

Causada pelo vírus varicela-zóster[16], é a segunda causa mais frequente de paralisia facial periférica atraumática identificada, responsável por cerca de 4,5 a 12% dos casos. A proporção Bell:Ramsay Hunt é de cerca de 15:1. O acometimento das fibras sensitivas leva ao aparecimento das vesículas e à dor intensa. Devido às anastomoses entre o VII e VIII pares, pode haver como sintomas associados perda auditiva neurossensorial, zumbido e vertigem.

A degeneração tende a ser mais grave do que na paralisia de Bell, portanto o prognóstico para recuperação é pior. Assim como na paralisia de Bell, há boa correlação entre testes elétricos da função do nervo facial e recuperação. Não há indicação cirúrgica, recorrendo-se ao tratamento clínico.

Apesar da falta de estudos prospectivos randomizados controlados por placebo, dados coletados de séries de casos e estudos retrospectivos sugerem que prednisona e aciclovir, se administrados precocemente, melhoram o prognóstico global dos pacientes.

Otite média aguda

Paralisia facial é uma complicação rara de otite média aguda[17] bacteriana. O tratamento inclui antibioticoterapia durante 10 a 14 dias com cefalosporinas de segunda geração ou penicilinas com betalactâmicos. Para as primeiras 48 a 72 horas, o antibiótico deve ser administrado por via parenteral (ceftriaxona)[18]. É importante fornecer drenagem para a secreção da orelha média por meio da paracentese (timpanotomia). Cultura do fluido da orelha deve ser obtida (positiva em cerca de 50% dos casos) neste tempo para guiar a antibioticoterapia. Enquanto o paciente está hospitalizado, aspiração frequente da drenagem purulenta do canal da orelha e instilação de gotas otológicas são recomendadas. Deve-se realizar tomografia de ossos temporais e em pacientes com mastoidite coalescente ou com abscesso subperiosteal; a mastoide também deve ser drenada. Os micro-organismos mais comuns são gram-positivos: pneumo e estafilococos.

Otite média crônica

A prevalência de paralisia facial periférica na otite média crônica está entre 0,16 a 5,1%. O mecanismo mais provável é uma combinação de osteíte, erosão óssea, compressão, inflamação e infecção direta do nervo[19]. Colesteatoma está presente em cerca de 70 a 80% dos casos, associados a algum grau de erosão do canal de Falópio, principalmente no segmento timpânico[20]. O início pode ser abrupto ou insidioso, e na maioria das vezes a paralisia é incompleta[21].

Conduta expectante ou clínica não é recomendada em casos de paralisia facial secundária à otite média crônica. O tratamento de escolha para esse tipo de complicação é mastoidectomia com erradicação completa da doença e descompressão do nervo envolvido, associado a tratamento antimicrobiano por via intravenosa.

Doença de Lyme

É uma doença multissistêmica provocada pela picada de carrapato (*Ixodes dammini*) inoculando a espiroqueta *Borrellia burgdorferi*. A picada, no entanto, só é relatada por um terço dos pacientes com doença de Lyme comprovada.

Após uma a quatro semanas de incubação, o *eritema migrans* pode ser reconhecido em 50% dos indivíduos infectados, principalmente na cabeça e pescoço em crianças e nas extremidades inferiores em adultos. Em semanas a meses, os sintomas cardíacos e neurológicos, incluindo paralisia facial periférica uni ou bilateral, podem aparecer. A paralisia facial periférica pode ocorrer em 11% dos pacientes infectados. A quase totalidade recupera a função normal, com ou sem tratamento antimicrobiano, sendo o tempo médio para a recuperação completa de 26 dias. Embora muitos pacientes desenvolvam *rash*, este não é bem notado, podendo a paralisia facial periférica ser o único sintoma (cerca de 20% dos casos).

Dispõe-se de sorologia para o diagnóstico com ELISA (titulações para IgG e IgM superiores a 1/400), servindo como bom exame para triagem devido à alta sensibilidade, porém há elevado número de resultados falso-positivos. O tratamento é feito com amoxicilina 500mg, por via oral, de 8/8 horas durante um mês (50 a 60mg/kg/dia em crianças). Deve-se repetir a sorologia após o término da medicação.

Síndrome de Melkersson-Rosenthal

É um quadro caracterizado por paralisia facial alternante recorrente, edema facial e labial recorrentes (queilite granulomatosa), e presença de língua fissurada (língua plicata). Nem todos os sinais aparecem simultaneamente e a paralisia facial, portanto, pode ser confundida com a paralisia de Bell. Edema orofacial é uma característica sempre presente. A língua fissurada e a paralisia facial periférica ocorrem em 50 a 60% dos pacientes, e a tríade completa, em 25%.

Geralmente, inicia-se na segunda década de vida. O diagnóstico é sugerido pelo edema facial recorrente não explicado por infecção, tumor ou doença do tecido conjuntivo.

A etiologia da doença é desconhecida.

A paralisia facial ocorre em 50 a 60% dos pacientes apresentando geralmente início abrupto. Em geral, o local da paralisia corresponde à área de edema facial e pode ser bilateral em alguns casos. A conduta para esta paralisia inclui tratamento com corticoides. Pode-se oferecer descompressão cirúrgica como forma de prevenir recidivas de paralisia.

Otite externa maligna

Corresponde à invasão de tecidos moles, cartilagens e osso por *Pseudomonas*, produzindo uma infecção de base de crânio com risco de morte. Ocorre mais frequentemente em indivíduos diabéticos e imunossuprimidos. O envolvimento de pares cranianos é frequente.

A tomografia computadorizada demonstra destruição óssea, enquanto a ressonância magnética mostra a extensão intracraniana. Cintilografia com tecnécio permite o diagnóstico de infecção ativa (osteomielite), e com gálio, controle evolutivo. O tratamento inclui cobertura antibiótica contra *Pseudomonas*; ceftazidima, aminoglicosídeos ou ciprofloxacino constituem a conduta mais apropriada, por no mínimo oito semanas. A administração deve ser por via intravenosa no primeiro mês. Monitorização cuidadosa dos níveis séricos de glicose e ajuste da dose de insulina são mandatórios nos diabéticos. Em alguns casos é necessário realizar desbridamento da região acometida.

Traumatismo

O nervo facial é o par craniano mais atingido por traumatismos. Isto pode ser explicado pelo longo trecho intratemporal, que favorece a lesão traumática compressiva, especialmente nos traumatismos de crânio que produzem fraturas do osso temporal.

Fraturas – são as causas mais comuns de paralisia facial traumática e delas 96% são de osso temporal e o restante de ossos da face. Em nosso meio, os acidentes de trânsito são os principais causadores, seguidos pelas quedas.

Quanto ao tempo de instalação após o traumatismo, a paralisia pode ser imediata ou tardia. As imediatas têm prognóstico pior. As tardias são normalmente causadas por compressão de sangramento intracanal ou por retenção de retorno venoso e regridem espontaneamente.

As fraturas do osso temporal podem ser classificadas em longitudinais, transversas ou cominutivas.

As fraturas longitudinais são as mais comuns (85%) e geralmente lesam o nervo nas proximidades do gânglio geniculado, antes da emergência do nervo petroso superficial maior ou ao nível do segmento timpânico. São resultantes de traumatismos temporoparietais causando uma linha de fratura que corre paralela ao eixo longo do osso temporal. Normalmente o conduto auditivo externo está envolvido mas o bloco labiríntico está preservado. Clinicamente pode apresentar otorragia, proveniente da orelha média através de uma perfuração timpânica causando hipoacusia do tipo condutivo, pelo hemotímpano ou por algum deslocamento ossicular (normalmente a bigorna).

As fraturas transversas são raras (10%). O traço de fratura é transversal ao eixo longo do osso temporal e são resultantes de traumatismos na região occipital. Normalmente, o bloco labiríntico está envolvido causando disacusias neurossensoriais. O nervo pode ser afetado em qualquer dos seus segmentos. As fraturas transversas costumam ser mais graves e de pior prognóstico do que as longitudinais e estão na maioria das vezes acompanhadas de outras lesões intracranianas.

Os ossos da face que, quando fraturados, podem lesar o nervo facial são o maxilar e o mandibular e normalmente causam paralisias segmentares por lesões isoladas de ramos do nervo.

É excepcional encontrar-se secção completa do nervo em casos de fratura; normalmente, encontram-se compressão, e nos casos piores, secções parciais. O tratamento das paralisias faciais por fraturas se fará de acordo com a gravidade da lesão avaliada pelo estudo elétrico da condutibilidade nervosa. Nos casos de comprometimento menor que 90% em relação ao lado normal, preconiza-se tratamento clínico com dexametasona 8mg/dia no adulto, além dos cuidados oculares e fisioterápicos já citados na paralisia de Bell. Deve-se prosseguir com o exame a cada seis dias e, se houver evolução da degeneração para 90% ou mais, proceder-se a uma descompressão total do nervo.

A cirurgia deve ser realizada no menor espaço de tempo possível após o traumatismo e não deve haver dúvidas nos casos em que o exame elétrico mostrar sinais de degeneração walleriana. A via de escolha vai depender do topodiagnóstico, porém, se o lacrimejamento estiver alterado, os três segmentos do nervo devem ser explorados, pois pode haver fraturas múltiplas. Quando o lacrimejamento é normal, pode-se explorar somente o segmento infrageniculado.

Em todos os casos, a paralisia pode instalar-se dias após a fratura, o que é denominado de tardia. Nesses casos, o prognóstico normalmente é melhor, porém, para efeito de tratamento, a indicação é semelhante ao dos outros casos, isto é, a indicação cirúrgica será de acordo com a eletroneurografia.

Projétil de arma de fogo – representa, em nosso meio, a segunda etiologia mais comum das paralisias traumáticas, das quais aproximadamente 60% são por tentativa de suicídio. Ao contrário das fraturas, este tipo de lesão normalmente leva à secção total ou parcial do nervo; muito raramente a lesão é só compressiva pela fratura do rochedo temporal causada pelo projétil. Há indicação formal de exploração cirúrgica total imediata do canal de Falópio e reparação das lesões causadas. O prognóstico, tal como o das fraturas, é diretamente proporcional ao tempo entre a lesão e a reparação.

Ferimentos cortocontusos da face – ocorrem por lesões de objetos cortantes nas partes moles da face, principalmente por vidros ou armas brancas. A lesão normalmente é segmentar e o tratamento reparador deve ser efetuado o mais breve possível.

Neoplasias

Uma neoplasia pode comprimir ou invadir o nervo em qualquer ponto de seu trajeto. Massas parotídeas associadas com disfunção do nervo facial constituem sinal de malignidade. As duas principais neoplasias responsáveis por paralisia facial são: carcinoma adenoide cístico e carcinoma indiferenciado.

Tumor mucoepidermoide de baixo grau e carcinoma de células acinosas são tratados com parotidectomia total ou lateral e preservação do nervo facial, desde que ele não interfira com a erradicação total do tumor. Crescimento insidioso e propenso à invasão perineural caracterizam o carcinoma adenoide cístico (cilindroma). Excisão cirúrgica radical com sacrifício do nervo facial são preconizados. A reconstrução do nervo é feita no momento da extirpação tumoral. O procedimento realizado em relação ao adenocarcinoma é similar ao do carcinoma adenoide cístico.

Ressecção radical em bloco da glândula e tecido ao redor sem reparo do nervo facial é recomendada em tumores epiteliais de alto grau, como o carcinoma mucoepidermoide de alto grau, carcinoma ex-adenoma pleomórfico e estágios avançados de carcinoma basocelular que invadiu o osso timpânico ou tecido glandular.

Aproximadamente 1% das massas parotídeas são neuromas faciais. Schwannomas do nervo facial são raros e constituem tumores de crescimento lento que podem originar-se de qualquer ponto do nervo facial, desde o tronco cerebral até a parótida. A maioria dos schwannomas, entretanto, inicia-se na região do gânglio geniculado e pode estender-se ao longo do nervo facial para o conduto auditivo interno, assim como para a parótida.

Congênitas

A paralisia facial no recém-nascido é traumática ou congênita.

Cabe um diagnóstico diferencial entre traumatismo de parto por fórceps ou por compressão do rosto do feto no canal de parto, ou por uma posição fetal durante parte da gestação, na qual os membros venham a comprimir a face. Nesses casos, são visíveis alterações na face ou crânio da criança. O fórceps alto vem sendo cada vez menos utilizado e as compressões transitórias regridem espontaneamente alguns dias após o parto. Não sendo relatada nenhuma causa aparente durante o parto, deve-se suspeitar de malformação congênita.

OUTROS

Cuidados oculares

A primeira etapa do tratamento, em qualquer etiologia, consiste em cuidados oculares para a prevenção de ceratite e ulceração que podem levar à infecção secundária e até à perda do globo ocular. Uma vez que o paciente apresenta fechamento incompleto da pálpebra e frequentemente lacrimejamento insuficiente, devem ser prescritas lágrimas artificiais (metilcelulose, hipromelose), a serem aplicadas de hora em hora, além da oclusão palpebral durante o sono, de preferência concomitantemente com pomada protetora (vitamina A + D, epitezana).

Fisioterapia

Fisioterapia e exercícios miofuncionais são indicados para todos os pacientes com classificação House and Brackmann III a VI. Mesmo que não se perceba movimento facial, fibras nervosas intactas serão ativadas, auxiliando a manter o tônus muscular. Informação, automassagem, exercícios de relaxamento e respiração, além de exercícios específicos para a coordenação e controle de sincinesias, demonstraram melhoras na qualidade de vida, dor, movimentos involuntários, além de melhora em dificuldades para alimentação e fala.

REFERÊNCIAS BIBLIOGRÁFICAS

1. Bento RF, Miniti A, Marone SAM. Tratado de otologia. São Paulo: EDUSP; 1998.
2. Bento RF, Bogar P, Neto SC, Marone S, Miniti A. Espasmo hemifacial – dez anos de experiência. Rev Bras Otorrinolaringol 1991;57:105.
3. Miniti A, Bento RF, Butugan O. Otorrinolaringologia clínica e cirúrgica. 2ª ed. Rio de Janeiro: Atheneu; 2000.
4. Jackler RK, Brackmann DE, Niparko J. The acute facial palsies. Neurotology. Mosby; 1994.
5. Encyclopedie Medico-Chirurgicale. Paris: Elsevier, 1998; 2-20-260-A 10.
6. Peitersen E. Bell's palsy: the spontaneous course of 2,500 peripheral facial nerve of different etiologies. Acta Otolaryngol 2002;549(Suppl):4.
7. Tessa H, Laura G, Mara WR, Mack C. Multimodality approach to management of the paralyzed face. Laryngoscope 2006; 116:1385.
8. Adour KK. Combination treatment with acyclovir and prednisone for Bell palsy. Arch Otolaryngol Head Neck Surg 1998; 124:824.
9. Gantz BJ, Redleaf MI. Management of Bell's palsy and Ramsay Hunt syndrome. In: Brackmann otologic surgery. 1st ed. Philadelphia: WB Saunders Company; 1994.p.385.
10. Gilden DH. Clinical practice: Bell's palsy. N Engl J Med 2004;351:1323.
11. Axelsson S, Lindberg S, Stjernquist--Desatnik A. Outcome of treatment with valacyclovir and prednisone in patients with Bell's palsy. Ann Otol Rhinol Laryngol 2003;112:197.
12. Ramsey MJ, DerSimonian R, Holtel MR, Burgess LPA. Corticosteroid treatment for idiopathic facial nerve paralysis: a meta-analysis. Laryngoscope 2000;110: 335.
13. Kazuhiro K, Hiroo I, Yasuhiro A, Hidehiro K, Emi T, Yasushi M, et al. Reactivation of herpes simplex virus type 1 and varicella-zoster virus and therapeutic effects of combination therapy with prednisolone and valacyclovir in patients with Bell's palsy. Laryngoscope 2007;117:147.
14. Hato N, Yamada H, Kohno H, Matsumoto S, Honda N, Gyo K, et al. Valacyclovir and prednisolone treatment for Bell's palsy: a multicenter, randomized, placebo-controlled study. Otol Neurotol 2007.
15. Austin JR, Peskind SP, Austin SG, Rice DH. Idiopathic facial nerve paralysis: a randomized double blind controlled study of placebo versus prednisone. Laryngoscope 1993;103:1326.
16. Holland NJ, Weiner GM. Recent developments in Bell's palsy. BMJ 2004;329: 553.
17. de Zinis LOR, Gamba P, Balzanelli C. Acute otitis media and facial nerve paralysis in adults. Otol Neurotol 2003; 24:113.
18. Gaio E, Marioni G, de Filippis C, Tregnaghi A, Caltran S, Staffieri A. Facial

nerve paralysis secondary to acute otitis media in infants and children. J Paediatr Child Health 2004;40:483.
19. Altuntas A, Unal A, Aslan A, Ozcan M, Kurkcuoglu S, Nalca Y. Facial nerve paralysis in chronic suppurative otitis media: ankara numune hospital experience. Auris Nasus Larynx 1998;25:169.
20. Quaranta N, Cassano M, Quaranta A. Facial paralysis associated with cholesteatoma: a review of 13 cases. Otol Neurotol 2007.
21. Yetiser S, Tosun F, Kazkayasy M. Facial nerve paralysis due to chronic otitis media. Otol Neurotol 2002;23:580.
22. Chang CYJ, Cass SP. Clinical forum: management of facial nerve injury due to temporal bone trauma. Am J Otol 1999; 20:96.

10. OTORREIA AGUDA E CRÔNICA

Douglas Salmazo Rocha Morales

Os pacientes com otorreia, comumente, relatam a saída de secreção pela orelha. É importante questioná-los sobre alguns itens que serão expostos neste capítulo, os quais caracterizarão o tipo de otorreia e qual a conduta a ser orientada.

Em geral, pode-se dar um atendimento satisfatório, aproximando-se das hipóteses diagnósticas sindrômica e anatômica corretas com anamnese e exame clínico adequados.

Adiante, o leitor deste capítulo encontrará quesitos que permitirão, ao juntá-los, fazer um raciocínio clínico que o levará a um atendimento médico inicial a contento.

DEFINIÇÃO

Otorreia – corrimento de líquido seroso, de muco ou de pus pelo canal auditivo externo. Pode provir da orelha externa ou das cavidades da orelha média.

Otorreia ou supuração no meato acústico externo decorre de doenças inflamatórias ou infecciosas da orelha externa ou média, podendo ou não estar associada à dor.

As causas (doenças) mais comuns, cuja manifestação é a otorreia, são: otite externa, otite média aguda supurada, otite média crônica (supurativa ou colesteatomatosa) (Figs. 10.1, 10.2 e 10.3).

CLASSIFICAÇÃO E DIAGNÓSTICO

A otorreia pode ser classificada quanto a sua origem, podendo ser oriunda da orelha externa (ceruminosa, purulenta ou hemática), orelha média (purulenta ou hemática), orelha interna (secreção de endolinfa, rara e imperceptível à otoscopia) e do sistema nervoso central (liquor, em geral após traumatismos).

Quanto ao tempo, as otorreias são classificadas como agudas, quando apareceram em até três semanas, subagudas de três semanas a três meses e em crônicas, quando surgiram há mais de três meses.

Quanto ao tipo, podem ser ceruminosas, purulentas, eczemáticas, sanguinolentas (otorragias), liquóricas, endolinfáticas (rara e muito difícil de se observar sem o intermédio de um microscópio cirúrgico e timpanotomia exploradora).

A otorreia ceruminosa é espessa ou endurecida, de coloração castanha (marrom) e à otoscopia preenche o conduto auditivo externo, causando hipoacusia (diminuição da audição) e incômodo; pode ser aguda, subaguda e crônica. Muitos pacientes repetem crises de acúmulo de cerume.

A otorreia purulenta (supurativa) que extravasa pelo conduto auditivo externo em geral é branco-amarelada (pode ser esverdeada), espessa, às vezes com pequenos laivos de sangue, resultado de processo inflamatório secundário a uma infecção, que pode ocorrer na:

- orelha externa (pavilhão auricular e conduto auditivo externo) ou
- na orelha média (cavidades timpânica e mastóidea) secundária à infecção respiratória (via da tuba auditiva) ou em decorrência de colesteatoma (Fig. 10.3).

À otoscopia, a otite externa (Fig. 10.1) caracteriza-se por hiperemia e edema da pele do conduto auditivo externo, com membrana timpânica íntegra (exceto em casos com perfuração pregressa). Os agentes mais

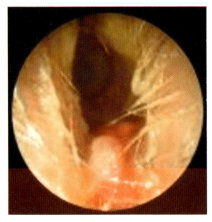

Figura 10.1 – Otite externa.
Fonte: gefor.4t.com

OTORREIA AGUDA E CRÔNICA 109

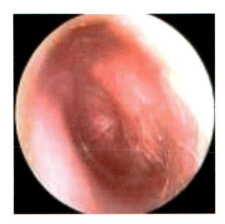

Figura 10.2 – Otite média aguda. Fonte: faculty.washington.edu

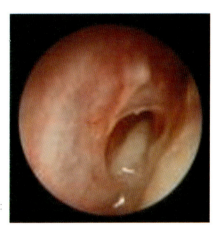

Figura 10.3 – Perfuração timpânica. Fonte: rihes.cmu.ac.th

encontrados em exame bacteriológico quase sempre revelam presença de *P. aeruginosa*, *Staphylococcus aureus*, *Candida albicans* e *Candida krusei*. A otite externa em pacientes imunossuprimidos ou diabéticos pode evoluir para a forma maligna[1-3].

À otoscopia da otite média aguda supurativa, o conduto auditivo externo apresenta-se semelhante ao normal (às vezes discretamente hiperemiado pela presença de toxinas bacterianas – microbiologia para

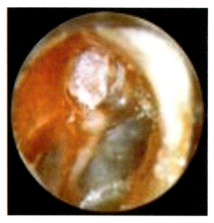

Figura 10.4 – Otite média crônica colesteatomatosa. Fonte: fulspecialista.hu

otite média aguda no Brasil: 16-46% *Streptococcus pneumoniae*, 7-28% *Haemophilus influenzae*, 5% *Moraxella catarrhalis* e 22% *Staphylococcus aureus*) e mediadores inflamatórios (presentes na otorreia média). A otorreia drena da cavidade timpânica por uma perfuração (Fig. 10.4) que varia quanto:

- Tamanho: puntiforme, pequena, média, grande ou total.
- Posição:

Central – envolve a *pars* tensa da membrana timpânica, em sua porção central, raramente leva a complicações.

Marginal – estende-se para a *pars* flácida da membrana timpânica e o anel timpânico está destruído, pode evoluir para formas mais graves.

Atical – na porção superior da membrana timpânica, na *pars* flácida, com mau prognóstico em relação à evolução para otite média crônica supurativa ou colesteatomatosa.

A otorreia purulenta pode ocorrer em casos de colesteatoma (queratoma) (Fig. 10.3), no conduto auditivo externo (mais raro) ou nas cavidades timpânicas e mastóideas, podendo corroer ossículos (martelo, bigorna e estribo), canal de Falópio (causando paralisia facial), teto da orelha média causando meningite, encefalite, abscesso cerebral ou cerebelar ou ainda empiemas do sistema nervoso central, além de trombose do seio lateral. A otorreia de colesteatomas em geral é amarelo-esverdeada e muito fétida, lembrando odor de queijo gorgonzola[4].

Outra doença que pode apresentar otorreia purulenta é a tuberculose de orelha média, que na sua forma inicial apresenta múltiplas perfurações da membrana timpânica, acompanhada de secreção purulenta[5-7].

Nos pacientes com infestação da orelha externa por miíase[7] (imunossuprimidos, pacientes com tumores erosivos das orelhas ou pacientes institucionalizados, por depósito de ovos de mescas e posterior exteriorização da larva) pode ocorrer otorreia como manifestação inicial e de alerta sobre a ocorrência de miíase[8].

A otorreia eczemática (acompanhada de prurido auricular) é constituída de líquido claro, pouco espesso, produzido em pequena quantidade pelas células do tecido epidérmico que recobrem o conduto auditivo externo, com membrana timpânica íntegra (exceto em casos com perfuração pregressa).

A presença de fungos no conduto auditivo externo pode produzir otorreia, associada a prurido e às vezes dor. À otoscopia notam-se esporos fúngicos (microesferas) de coloração preta (*nigrans*) e brancas (*albicans*) que ocupam o conduto auditivo externo[9].

As otorragias estão associadas a traumatismo ou infecção. Nos traumatismos podem significar graves fraturas de ossos da base do crânio ou lacerações e fraturas nas orelhas interna, média ou externa[10].

Nas infecções, representam ruptura de vaso sanguíneo, podendo ocorrer tanto nas otites externas, como nas otites médias agudas supurativas (mais frequentes).

As otoliquorreias aparecem como drenagem de liquor (líquido claro e transparente, semelhante a líquido de rocha), em geral são precedidas de traumatismo, podendo ainda ser de origem espontânea devido a fístulas espontâneas ou congênitas do sistema nervoso central para a orelha média[11].

TRATAMENTO

Considerações médicas

O paciente com otorreia aguda e febre, por otite média aguda, deve ser tratado com antibiótico (amoxicilina é a droga de primeira escolha, seguida de amoxicilina com clavulanato, cefaclor, axetilcefuroxima); pacientes com alergia a penicilínicos poderão ser tratados com sulfametoxazol-trimetoprima ou macrolídeos. Associam-se sintomáticos como analgésicos (por exemplo: dipirona ou paracetamol) e anti-inflamatórios como diclofenaco, nimesulida, ibuprofen, entre outros. Como cuidado, deve-se orientar o paciente a não molhar a orelha, colocando um chumaço de algodão untado em substância oleosa (óleo de amêndoas, vaselina líquida, azeite, por exemplo) durante o banho. Após o tratamento, rever o paciente observando se houve fechamento espontâneo da perfuração timpânica; quando este não ocorrer, encaminhá-lo aos cuidados de um otorrinolaringologista.

A otorreia aguda com secreção purulenta, ausência de febre e processo inflamatório de conduto auditivo externo e membrana timpânica íntegra deve ser tratada com gotas de antibiótico tópico (no mercado há medicamentos preparados para esse fim, constituídos por um conjunto de antibióticos, antifúngicos e analgésicos e anti-inflamatórios de ação tópica), associando-se um anti-inflamatório sistêmico também. Caso o paciente seja imunossuprimido ou diabético e apresente edema importante do conduto, sugere-se a associação de uma penicilina sintética de primeira geração, como, por exemplo, a cefalexina ou macrolídeo.

As otorreias crônicas (por otite média crônica supurativa ou colesteatomatosas) devem ser avaliadas por otorrinolaringologista, pois são passíveis de tratamento cirúrgico (mastoidectomia). Enquanto o encaminhamento é realizado o paciente poderá melhorar da otorreia, contudo, sem cura total, por meio de cuidados como não molhar as orelhas, proteger o conduto auditivo durante o banho (utilizando algodão untado em substância oleosa) e aplicação de gotas antibióticas tópicas (ciprofloxacino, por exemplo) por 14 dias.

Em ordem decrescente de frequência, as bactérias mais comumente isoladas foram: *Peptostreptococcus* (13,1%), *Pseudomonas aeruginosa* (12,4%), *Bacteroides* sp. (8,2%), *Proteus mirabilis* (6,9%), *Staphylococcus aureus* (6,9%), *Prevotella melaninogenica* (6,9%) e *Bacteroides* do grupo *fragilis* (6,9%)[12].

A manipulação do conduto auditivo externo (e até mesmo orelha média) pelo próprio paciente, em geral com cotonete, palitos de dentes, palitos de fósforo, grampos etc. podem provocar sangramento por traumatismo da pele que reveste o conduto auditivo externo ou por lesão direta à membrana timpânica[13].

O paciente com otorragia após evento traumático (queda, acidente de trânsito, contusão local etc.) deve ser encaminhado para um especialista. Enquanto se prepara o encaminhamento ou remoção, algumas medidas podem ser empregadas: proteção local com um coletor de secreção (a fim de se aferir a quantidade de sangue e se há ou não perda de liquor associado), introdução de antibiótico profilático e, se possível, realização de tomografia de ossos temporais.

Em caso de otorragia, sem traumatismo, pode-se pensar em otite média aguda supurada, cuja manifestação inicial fora o sangramento por ruptura da membrana timpânica. Em geral, o paciente relata que estava com febre e otalgia, sendo que esta última melhorara após o sangramento. Deve-se empregar tratamento semelhante ao da otite média aguda supurada.

A otorreia eczemática (assim como a fúngica) demandam tratamento especializado, pois exigem, além de medicação tópica, sessões de aspiração otológica (em geral semanais) feitas por otorrinolaringologista.

Orientações ao paciente

Em qualquer caso de otorreia, deve-se instruir que o paciente deve manter a orelha seca, isto é, evitando o contato com a água, não devendo, portanto, praticar atividades aquáticas como mergulho e natação, por exemplo.

No momento do banho, para lavar a cabeça e os cabelos, utilizar algodão untado em substância oleosa (como óleo de amêndoas ou vaselina líquida ou azeite, dentre outras) para proteger o conduto auditivo externo.

Manter a orelha que apresenta otorreia exposta ao ar, a fim de ajudar no processo de cura da infecção, somente protegendo em ambientes nos quais há presença de moscas.

REFERÊNCIAS BIBLIOGRÁFICAS

1. Figueiredo RR, Fabri ML, Machado WS. Acute diffuse external otitis: a prospective study in Rio de Janeiro's summer. Rev Bras Otor 2004;70:226.
2. Nogueira JCR, Diniz MFM, OLima E. In vitro antimicrobial activity of plants in acute otitis externa. Rev Bras Otor 2008; 74:118.
3. Morales DSR, Penido NOP, da Silva IDGC, Stávale, JN, Guilherme A, Fukuda Y. Matrix metalloproteinase 2: an important genetic marker for cholesteatomas. Rev Bras Otor 2007;73:55.
4. Bento RF, Cruz OLM, Morimoto E, Ramos CC, Siebert D, Miniti A. Temporal bone tuberculosis. Actual status and serie of two cases. Rev Bras Otor 1987;53:90.
5. Myerson MC, Gilbert JG. Tuberculosas of the middle ear and mastoid. Arch Otolaryngol 1941;33:231.
6. Pinho MM, Kós AOA. Otite média tuberculosa. Rev Bras Otor 2003;69:829.
7. Ribeiro FAQ, Pereira CSB, Alves A, Marcon MA. Treatment of human cavitary myiasis with oral ivermectin. Rev Bras Otor 2001;67:755.
8. Voegels RL, Garcia M, Miniti A, Bento RF, Bogar P. Malignant external otitis – 10 years experiente. Rev Bras Otor 1994; 60:56.
9. Zaror L, Fischman O, Felipe RG, Suzuki FA. Estudo da atividade antifúngica do tolciclato de sódio "in vitro" e em otomicoses. Rev Bras Otor 1987;53:124.

10. Bogar P, Schuster S, Ramos AHC, Pedalini MEB, Padula FM, Bento RF. Audiometric and radiological findings in patients with otorragia after head injury. Rev Bras Otor 1992;58:120.
11. Grellet M, Ribeiro MVM, Iazigi N, Rocha GM, Machado HR, Faria GS. Ouvido medio e as fístulas liquóricas. Rev Bras Otor 1981;47:39.
12. Carvalho CBM, Lira SB, Ferreira MCS. Chronic otitis media. Antimicrobial resistance of facultative and anaerobic bacteriae. A study of 40 cases. Rev Bras Otor 1995;61:220.
13. Bogar P, Sennes LU, Busch GHC, Marone SAM, Miriti A, Bento RF. Traumatic perforations of the tympanic membrane. Rev Bras Otor 1993;59:276.

11. PERFURAÇÃO TIMPÂNICA

Douglas Salmazo Rocha Morales

A perfuração timpânica é um orifício na membrana do tímpano que comunica a cavidade timpânica com a orelha externa.

A perfuração timpânica gera ansiedade e preocupação no paciente, quando descoberta ou percebida.

Quanto ao tempo de aparecimento pode ser aguda, com dor intensa, sangramento local (otorragia), hipoacusia e *tinitus* (ou zumbido) ou coexistir com o doente e ser diagnosticada em consulta por outro motivo, durante a otoscopia (inspeção do conduto auditivo externo e membrana timpânica).

As perfurações agudas podem ser:

Traumáticas – pela introdução de objetos pelo conduto auditivo externo ou por barotrauma, com alteração súbita da pressão na orelha média (exemplo clássico: durante um espirro com o nariz obstruído ou na manobra de Valsalva intensa); ou por alteração da pressão no conduto auditivo externo (exemplos: um tapa na orelha, beijo ou variação súbita da pressão atmosférica, ou do meio aéreo ao redor do paciente, como, por exemplo, explosão ou ruído intenso súbito (pressão sonora elevada).

Infecciosas – a mais comum é a otite média aguda supurativa, na qual a secreção purulenta da cavidade timpânica torna-se maior que seu continente, causando dor progressiva e intensa, com saída de secreção purulenta associada a sangue, no momento da ruptura da membrana timpânica, com mudança do padrão de dor de intensa para moderada ou leve, e alteração do padrão auditivo, nem sempre percebido. Estes sintomas ocorrem associados ou não a zumbido e tontura.

As perfurações agudas em geral são tratadas com antibiótico com espectro para germes aeróbios gram-positivos. Em geral, utiliza-se amoxicilina (crianças: 50mg/kg/dia; adultos: 1.500mg/dia) dividida em três doses ou amoxicilina com clavulonato (crianças: 50mg/kg/dia; adultos: 1.500mg/dia) por 14 dias, mais sintomáticos e proteção auricular durante o banho, para que não se molhe a orelha (em geral, orientamos a utilização de chumaço de algodão com substância oleosa como vaselina líquida ou óleo de amêndoas ou azeite doméstico). Solicitamos que não faça esportes aquáticos, com retorno em aproximadamente 30 dias. Pacientes alérgicos à amoxicilina podem utilizar outros antibióticos com espectros semelhantes, por exemplo azitromicina, cefaclor, axetilcefuroxima. Aconselha-se encaminhar o paciente para consulta ambulatorial agendada com otorrinolaringologista, com a finalidade de se observar se houve o fechamento da perfuração timpânica e a solicitação de exames para aferição da audição. Pacientes que mantêm a perfuração timpânica são submetidos a timpanoplastia simples ou timpanoplastia com reconstrução da cadeia ossicular (martelo, bigorna e estribo), de acordo com os achados nos traçados audiométricos.

As perfurações antigas (ou crônicas) também devem ser protegidas com chumaço de algodão, mais substância oleosa como vaselina líquida ou óleo de amêndoas ou azeite doméstico, até consulta com otorrinolaringologista. Quando há saída de secreção purulenta pela perfuração, fala-se em otite média crônica supurativa (colesteatomatosa ou não colesteatomatosa). Ambas podem ter um tratamento inicial com gotas tópicas de ciprofloxacino e, necessariamente, encaminhadas a um otorrinolaringologista para elucidação sobre a presença de colesteatoma e tratamento cirúrgico (mastoidectomias).

A gravidade, em termos de exposição da cavidade timpânica e das janelas oval e redonda, está relacionada ao aparecimento de sintomas cocleovestibulares, através da penetração de agentes infecciosos pela perfuração ou pela tuba auditiva. A maior preocupação são as consequências dessa infecção do bloco labiríntico (inclui a cóclea e os canais semicirculares), visto que os produtos das reações inflamatórias contra os agentes infecciosos, mais sua presença local, com suas enzimas, podem gerar quadros de surdez e labirintite infecciosas que são, em geral, irreversíveis, podendo cursar com paralisia facial periférica transitória ou permanente. Quadros clínicos de otorreia crônica estão associados a perda auditiva mista e progressiva. Infecções agudas com sintomas cocleares apresentam instalação rápida da deficiência auditiva.

Concluindo, pacientes que apresentam perfuração timpânica necessitam de uma atenção inicial em relação ao achado, acalmando-o e demonstrando controle da situação, associado a tratamento (citado neste capítulo), e futuramente o encaminhamento ambulatorial para monitoramento da perfuração, suas consequências e o tratamento cirúrgico, quando necessário.

12. CORPO ESTRANHO DE ORELHA, NARIZ E GARGANTA

Gilberto Morio Takahashi
Gisele Velloso dos Santos Reale

Os mais variados corpos estranhos já foram relatados na área otorrinolaringológica, desde insetos, pequenos brinquedos, moedas, espinha de peixe a próteses dentárias.

A investigação dos casos de corpos estranhos na orofaringe e laringe passam pela habitual anamnese e exame clínico, mas a variação da apresentação deve ser sempre lembrada porque pode variar de casos de relativa simplicidade terapêutica a complexos casos de emergência médica. A história clínica é típica, ingestão voluntária ou involuntária de algo indesejado.

O exame clínico necessita de boa iluminação da cavidade oral e o espelho de laringe possibilita a visualização da hipofaringe e região glótica. A adequada identificação e localização direcionam o tratamento correto. Os mais variados instrumentais podem ser utilizados na retirada desses corpos estranhos, por exemplo na retirada de espinha de peixe fixada nas tonsilas pode-se empregar uma pinça hemostática longa. Entretanto, quando não há a localização dos possíveis corpos estranhos, há necessidade de serviços especializados para o uso de formas diagnósticas e terapêuticas mais equipadas, com o uso de endoscópios e métodos de imagem. Voltando a situações críticas de corpos estranhos (balas, pedaços de carne, doces) que podem ocluir a via aérea, manobra que posicione o paciente com a cabeça para baixo e compressão torácica com a finalidade de realizar uma expiração forçada e assim expulsar o objeto estranho e também a punção com agulha calibrosa da membrana cricotireóidea ou mesmo a cricotireoideostomia são procedimentos relevantes nesses casos.

13. CERUME

Gilberto Morio Takahashi
Gisele Velloso dos Santos Reale

O conduto auditivo externo, estrutura da orelha externa, por sua conformação estrutural atua como ressonador para as frequências sonoras de 3 a 4kHz, amplificando a transmissão sonora para a orelha média. Em sua porção lateral, encontram-se pelos com suas extremidades orientadas externamente que formam uma barreira de proteção à entrada de corpos estranhos, mas que também podem predispor à impactação de cerume, e as glândulas sebáceas e ceruminosas produtoras do cerume.

O cerume, produto da mistura da secreção das glândulas sebáceas e ceruminosas, pode apresentar-se de cor acastanhada e amolecida, conhecida como cera de mel (*honey wax*), mais comuns em brancos e negros, e o seco e faraláceo, conhecido como farelo de arroz (*rice wax*), mais comum nos asiáticos. A composição do cerume é de lipídios, dentro desse grupo o ácido cerótico (cerina) proporciona sua consistência especial, e que dificulta sua dissolução pelo álcool e éter; proteínas, aminoácidos livres e íons minerais (alta concentração de cobre). Apresenta propriedades antibacterianas e antifúngicas pela ação de imunoglobulinas e lisozimas. Suas características hidrofóbicas impedem um ambiente úmido que favoreceria o crescimento de germes potencialmente agressivos ao conduto auditivo. Logo que formado, apresenta pH ácido (6,2 a 6,9) e ao se acumular sofre oxidação, tornando-se de coloração escurecida, alcalinizando-se levemente.

O cerume produzido é transportado lateralmente em direção ao meato auditivo externo, juntamente com a migração epitelial, na velocidade de 0,07mm/dia, e o centro da formação epitelial está ao redor do umbro da membrana timpânica. Esta corrente mediolateral é um mecanismo de limpeza de restos celulares, corpos estranhos e micro-organismos, extruindo-os pelo meato externo.

O comando da produção do cerume está relacionado ao sistema simpático e possíveis distúrbios desse sistema poderiam levar ao aumento da produção do cerume.

A impactação do cerume ou formação de rolha de cerume bloqueando total ou parcialmente o conduto auditivo externo pode afetar de 2 a 6% da população adulta. Gera sintomas de hipoacusia súbita, autofonia, plenitude auricular, zumbidos, vertigens e otalgia. A impactação do cerume associa-se frequentemente à entrada de água no conduto auditivo, em mergulhos e banhos no mar, uso de hastes flexíveis com ponta de algodão ou outros objetos utilizados na tentativa de higienizar a orelha externa.

O diagnóstico do quadro é realizado pela anamnese, importando-se os antecedentes otológicos, como a recorrência desse quadro, e a história pregressa de otorreia ou de perfuração da membrana timpânica. Ao exame clínico, a simples otoscopia confirma o diagnóstico quando existe a oclusão do conduto auditivo externo.

O tratamento, ou seja, a remoção do tampão ceruminoso pode ser realizada de maneira simples, mas sempre cuidadosamente. Uma das maneiras preconizadas é pela irrigação com água morna do conduto auditivo externo com uma seringa simples acoplada ou não com uma pequena sonda em sua extremidade ou as seringas metálicas próprias, nessa condição é preferível que o cerume seja normalmente amolecido ou precedido do uso de emolientes.

A utilização de instrumentos especiais como curetas e estiletes que podem ser recobertos por algodão, aspiradores e utilização de microscópios também são possibilidades de tratamento, porém exigem mais experiência do profissional assistente.

A remoção do cerume por meio da irrigação de água morna pode ser realizada por profissionais não especialistas, lembrando-se sempre na anamnese do paciente de não haver história pregressa de perfuração de membrana timpânica. Nos casos em que há necessidade de maior manipulação do conduto auditivo externo, rolha de cerume muito impactada, proximidade da membrana timpânica e sinais flogísticos da região, a avaliação especializada deve ser requerida.

14. DEFICIÊNCIA AUDITIVA – DA IDENTIFICAÇÃO AO TRATAMENTO

Silvio Antonio Monteiro Marone

> *"A saúde é direito de todos e dever do Estado, garantido mediante políticas sociais e econômicas que visem à redução do risco de doença e de outros agravos e ao acesso universal e igualitário às ações e serviços para a promoção, proteção e recuperação".*
>
> Constituição Federal de 1988, artigo 196.

AUDIÇÃO

A audição pode ser considerada a pedra angular sobre a qual se constrói o intrincado sistema da comunicação humana. Sua importância é indiscutível em qualquer faixa etária, sua deficiência em crianças ou adultos implica transtornos emocionais, dificuldades de relacionamento, assim como prejuízo ao desempenho profissional.

A perda auditiva incapacitante ocorre quando o nível de percepção sonora está abaixo de 31dB para crianças e 41dB para adultos, podendo ser subdividida em moderada, grave e profunda, de acordo com sua intensidade. De acordo com dados da Organização Mundial da Saúde (OMS) (2003), 250 milhões de pessoas têm perda auditiva incapacitante, o que representa 4,2% da população mundial, sendo que dois terços destas estão nos países em desenvolvimento.

O desenvolvimento auditivo segue etapas graduais de complexidade, o qual se inicia já na vida intrauterina. Assim, para que uma criança adquira a linguagem e desenvolva sua fala, deve ser capaz de detectar um som, localizá-lo, discriminá-lo, memorizá-lo, reconhecê-lo e finalmente compreendê-lo. Qualquer dessas etapas e principalmente as iniciais são de grande importância para que todo o processo se complete.

A interrupção desta sequência levará, consequentemente, a prejuízos funcionais importantes no desenvolvimento da criança. Isso pode ocorrer mesmo na ausência dos indicadores de risco para deficiência auditiva. Por outro lado, sabe-se que o sistema nervoso central apresenta grande plasticidade quando precocemente estimulado, principalmente até os 12 meses de idade, permitindo aumento de conexões nervosas e, consequentemente, melhor reabilitação das vias auditivas quando da privação sensorial durante a vida intrauterina e período neonatal. Dessa maneira, os seis primeiros meses de vida da criança são decisivos no desenvolvimento futuro da criança deficiente auditiva. Por estas razões, justifica-se a preocupação dos fonoaudiólogos, otorrinolaringologistas e pediatras na promoção de campanhas de conscientização da população e dos profissionais da saúde sobre a importância da identificação e diagnóstico precoce da deficiência auditiva, seguido imediatamente de medidas de intervenção médica e fonoaudiológica.

A deficiência auditiva neurossensorial acomete, nos países desenvolvidos, 1 em cada 1.000 recém-nascidos (fase pré-lingual), sendo que 60% dos casos podem ser atribuídos a fatores hereditários; 30%, às diversas etiologias adquiridas; e 10%, ainda apresentam etiologia desconhecida. A perda auditiva causada por herança recessiva, proporcionando perda auditiva não associada a nenhum quadro sindrômico, é a mais frequente causa de perda auditiva, com expressão principalmente precoce, ou seja, antes do desenvolvimento da linguagem.

O ambiente escolar é o local no qual a criança passa grande parte do seu dia, estabelecendo vínculos e aprimorando sua comunicação e desenvolvimento. Para a criança atingir um desenvolvimento adequado de aprendizagem, é necessário que possua algumas habilidades, tais como motoras, visuais, cognitivas, socioculturais, emocionais e principalmente auditivas.

A perda de audição resulta de uma privação sensorial, fazendo com que a criança não tenha todas as informações acústicas necessárias para um bom desenvolvimento geral e principalmente escolar. As alterações auditivas mais frequentes no escolar são as otites, sendo a otite média secretora a mais comum. A otite média secretora ocorre com mais frequência nas crianças entre 4 e 6 anos de idade. A presença de otite média, nos primeiros anos de vida, pode ser fator de risco para problemas de linguagem, fala, aprendizado e processamento auditivo. Muitas vezes a criança tem um rendimento escolar bom e de repente sem causa aparente começa a apresentar problemas no ditado ou dificuldade em acompanhar as aulas ou com baixa no rendimento escolar, tornando-se distraída ou desatenta por estarem apresentando um quadro clínico de otite média serosa. Vários autores mostram que perdas auditivas decorrentes de doença de orelha média, basicamente quando ocorrem nos primeiros anos de vida, mantêm estreita relação com problemas de linguagem e, posteriormente, com problema de aprendizagem escolar.

Holm e Kunze (1969) verificaram que crianças com história de flutuação auditiva decorrente de repetidas crises de otite média durante os primeiros anos de vida mostraram déficits na aquisição de vocabulário, habilidades articulatórias, habilidade em receber e expressar ideias através da linguagem falada, uso da gramática e sintaxe e habilidade de memória auditiva. Por isso, é de difícil percepção para a criança, causando perda condutiva que provoca redução na intensidade dos sons que alcançam a cóclea.

A deficiência auditiva pode trazer dificuldade no que se refere ao desenvolvimento psicossocial, emocional e linguístico de uma criança. Alguns autores notaram que as crianças que apresentavam história de otite média precoce e perda auditiva condutiva tiveram desempenho significativamente inferior em tarefas de discriminação auditiva, particularmente com ruído competitivo e tarefas de associação de sons a símbolos envolvendo apenas estímulos auditivos quando comparadas às crianças com história negativa de alteração precoce da orelha média. O nível de rendimento escolar foi inferior no grupo com história de perda condutiva.

A deficiência auditiva no idoso produz um impacto profundo em sua vida social, pois gera dificuldade de comunicação, resultante da diminuição na sua compreensão de fala. Esta compromete suas relações na família, trabalho e na sociedade.

As implicações da deficiência auditiva no idoso: redução na percepção da fala em várias situações e ambientes acústicos, alterações psicológicas (depressão, embaraço, frustração, raiva e medo causados por incapacidade pessoal de comunicar-se com os outros), isolamento social (interação com a família, amigos e comunidade seriamente afetada), incapacidade auditiva (igreja, teatro, cinema, rádio e TV), problemas de comunicação com médicos e profissionais afins, problemas de alerta e defesa (incapacidade para ouvir pessoas e veículos aproximando-se, panelas fervendo, alarmes, telefone, campainha da porta, anúncios de emergências em rádio e TV). Portanto, faz-se necessário um programa para trazer esse indivíduo de volta ao mundo da comunicação verbal, tirá-lo do isolamento imposto pela perda auditiva, permitindo-lhe o acesso à linguagem. Diversos fatores podem levar à perda da audição, dentre eles: doenças metabólicas, vasculares, isquêmicas e crônicas, assim como o uso de medicamentos.

Atualmente, o ruído não deve ser esquecido como causa de perda auditiva, pois é encontrado em ambientes variados e em níveis considerados prejudiciais. A poluição sonora está presente tanto no lazer como nas atividades laborativas, e inclusive em vias públicas devido à grande concentração de veículos. O ruído urbano é tão prejudicial quanto o ruído ocupacional.

Portanto, faz-se necessário um programa para trazer esse indivíduo de volta ao mundo da comunicação verbal, tirá-lo do isolamento imposto pela perda auditiva, permitindo-lhe o acesso à linguagem. A perda auditiva, resultante do envelhecimento, provoca quebra no fluxo constante de comunicação, fundamental para manter o indivíduo ativo na sociedade.

Trazer essa pessoa de volta ao mundo da comunicação verbal, através da escolha de um sistema de amplificação, bem como de um programa de adaptação e reabilitação audiológica é, portanto, de suma importância.

O programa de atendimento ao deficiente auditivo da terceira idade busca atingir indivíduos com mais de 55 anos de idade, que mantêm alguma atividade, realizando trabalhos comunitários, frequentando cursos ou faculdades da terceira idade. O objetivo é manter essa parcela da população na ativa, ouvindo, produzindo e trabalhando.

Neste programa serão realizadas palestras sobre a deficiência auditiva, em que serão abordadas as causas, a importância do diagnóstico, o tratamento e do uso de aparelho de amplificação sonora individual. Serão realizadas orientações gerais sobre surdez.

Com o foco na atenção primária e nas ações preventivas, poucos são os estudos para avaliar a situação brasileira em relação aos transtornos auditivos, de maneira quantitativa, e possibilitando o planejamento eficaz para sua redução e tratamento precoce. Trabalhos com estimativas ou dados de outros países não se ajustam às nossas necessidades e realidade.

SERVIÇO DE ATENÇÃO PRIMÁRIA À SAÚDE

O sistema de saúde público brasileiro, Sistema Único de Saúde (SUS), adotou modelos organizacionais baseados na atenção primária, focados nas necessidades da população, realizando serviços preventivos, curativos, reabilitadores e de promoção da saúde. Pelas características de descentralização do atendimento, a Unidade Básica de Saúde é o primeiro contato do paciente com o sistema de saúde. A sistemática dessas unidades possibilita um acompanhamento contínuo do paciente, com uma visão integrada baseada na pessoa, dando ênfase à prevenção de doenças e trabalhando com equipes multidisciplinares. Dessa maneira, a Unidade Básica de Saúde é o local ideal para educar e estimular a comunidade quanto à necessidade de realização de atividade. Unidades Básicas de Saúde (UBS) ou Postos de Saúde são locais onde você pode receber atendimentos básicos e gratuitos em pediatria, ginecologia, pré-natal, clínica geral, enfermagem e odontologia. São realizadas também consultas de outras especialidades – oftalmo, psiquiatria. Nas Unidades Básicas de Saúde é feito o atendimento da maior parte dos problemas identificados pelos agentes de saúde, e a equipe busca solucionar os casos mais simples ali mesmo ou encaminhá-los para os ambulatórios de especialidades. Casos de doenças graves que necessitam de equipamentos e especialistas são encaminhados para os hospitais. O Programa de Agentes Comunitários de Saúde (PACS) é hoje considerado parte da Saúde da Família. Nos municípios onde há somente o PACS, este pode ser considerado um programa de transição para a Saúde da Família. No PACS, as ações dos agentes comunitários de saúde são acompanhadas e orientadas por um enfermeiro/supervisor lotado em uma Unidade Básica de Saúde. Nas Unidades Básicas de Saúde é feito o atendimento da maior parte dos problemas identificados pelos agentes, e a equipe busca solucionar os casos mais simples ali mesmo ou encaminhá-los para os ambulatórios de especialidades. Casos de doenças graves que necessitam de equipamentos e especialistas são encaminhados para os hospitais.

O papel do otorrinolaringologista nos Serviços de Atenção Primária à Saúde é de colaborar com todos esses profissionais, informando da importância do sentido da audição, em todas as faixas etárias, sobre os indicadores de risco para perda auditiva nas diferentes faixas etárias, suas consequências decorrentes dessa deficiência e principalmente as medidas de como preveni-la. Deve também orientá-los, quando da sua suspeita, o encaminhamento correto a Serviços de Atenção Secundária à Saúde da região, onde poderá existir médico especialista em otorrinolaringologia, para a devida avaliação.

SERVIÇOS DE ATENÇÃO SECUNDÁRIA À SAÚDE

Os Serviços de Atenção Secundária à Saúde são constituídos pelos Ambulatórios de Especialidades e pelos Hospitais de Baixa Complexidade e Resolutividade. Estes são capazes de realizar internações clínicas, cirurgias simples e exames de triagem. São considerados o maior apoio para os Serviços de Atenção Primária da Saúde. Atendem os encaminhamentos das microrregiões de saúde.

Se houver médico otorrinolaringologista nestes Serviços, deverá sempre que existir arsenal propedêutico, terapêutico e profissionais especializados:

- Fazer parte ativa de quando houver um Programa de Triagem Auditiva Neonatal, realizando avaliação otorrinolaringológica completa e ser atuante de equipe multiprofissional e multidisciplinar para o diagnóstico precoce da deficiência auditiva.
- Avaliação clínica e tratamento de doenças inflamatórias, infecciosas, degenerativas e tumorais que acometem as orelhas média e interna.
- Avaliação e indicação médica de aparelho de amplificação sonora individual (prótese auditiva).
- Dentro das possibilidades locorregionais, poderá organizar e participar de campanhas de prevenção da surdez.

SERVIÇOS DE ATENÇÃO TERCIÁRIA À SAÚDE

Estes serviços são constituídos pelos hospitais de maior complexidade e resolutividade da Região ou do Estado. Nestes Serviços, o médico otorrinolaringologista atenderá pacientes de maior complexidade devidamente encaminhados dos Serviços Secundários, onde reavaliará e proporá tratamento clínico e/ou cirúrgico. Pode fazer parte o tratamento cirúrgico de otite média crônica, das malformações das orelhas, descompressão do saco endolinfático, tratamento cirúrgico das paralisias do VII par craniano:

- Promover programa de triagem auditiva neonatal e dela fazer parte atuante, diagnosticando doenças clínicas e otorrinolaringológicas que levem à deficiência auditiva.
- Integrar os conhecimentos otorrinolaringológicos com especialidades afins: pediatria, radiologia, infectologia, entre outras.

SERVIÇOS DE ATENÇÃO QUATERNÁRIA À SAÚDE

Estes Serviços fazem parte de hospitais altamente especializados, com alto nível tecnológico, que em geral são instituições de ensino e pesquisa. Possuem equipamentos de ponta e pessoal tecnicamente qualificado para tratamentos complexos. Normalmente, envolvem hospitalização e atendimento de profissionais pós-graduados.

O médico otorrinolaringologista destes Serviços atende casos de alta complexidade da especialidade como tumores das orelhas externa, média e interna (schwannomas) do VIII par, paralisias do VII par, doenças vasculares, doenças do ângulo pontocerebelar, tratamento cirúrgico da vertigem, implante coclear, implante de tronco cerebral, cirurgia para implante de próteses.

A equipe de médicos otorrinolaringologistas destes Serviços devem realizar pesquisa e ensino, difundir a toda comunidade médica e científica os novos conhecimentos adquiridos nestas atividades e elaborar protocolos que sirvam de auxílio em condutas a serem tomadas diante das doenças que levam à deficiência auditiva.

A equipe de otorrinolaringologia destes Serviços deve promover e fomentar campanhas de prevenção da surdez.

15. TUMORES CERVICAIS

Rogério B. Bühler

CONSIDERAÇÕES GERAIS

O diagnóstico diferencial dos tumores ou massas cervicais é bastante extenso, cobrindo um amplo espectro de afecções que apresentam manifestações cervicais, ou mesmo sistêmicas. O termo tumor cervical é aqui utilizado para designar qualquer abaulamento percebido e palpado na região cervical, sem relacioná-lo a uma lesão neoplásica, seja benigna, seja maligna. A presença de um tumor na região cervical gera grande ansiedade tanto no paciente, que habitualmente pensará tratar-se de um câncer, como também na equipe de saúde, que sabendo dessa possibilidade irá trabalhar para solucioná-la[1]. Torna-se importante, dessa forma, a elaboração de rotinas de avaliação desse tipo de paciente permitindo um diagnóstico preciso e um tratamento adequado.

Para facilitar a abordagem, os pacientes foram divididos em três faixas etárias: grupo pediátrico (até 15 anos), grupo adulto jovem (16 a 40 anos) e grupo adulto idoso (acima de 40 anos). As afecções são também agrupadas em três grupos: congênitas, inflamatórias e neoplásicas. A incidência das afecções varia de acordo com o grupo etário, orientando o raciocínio clínico e sugerindo hipóteses diagnósticas. Nota-se maior incidência de afecções inflamatórias no grupo pediátrico e adulto jovem, seguidas pelas afecções congênitas e neoplásicas, enquanto no grupo adulto idoso nota-se maior incidência de afecções neoplásicas (Quadro 15.1)[2].

ANATOMIA CERVICAL

O pescoço pode ser dividido em regiões ou níveis cervicais permitindo, dessa forma, uma localização precisa da lesão. Existem inúmeras classificações utilizando-se sempre dos reparos anatômicos do pescoço. Uma classificação simples é dividir o pescoço em triângulos anterior e posterior separados pelo músculo esternocleidomastóideo. Uma classificação

Quadro 15.1 – Distribuição das afecções por faixa etária[2].

Idade	0-15	16-40	Acima de 40
Grupo de afecções	Inflamatório Congênito Neoplásico	Inflamatório Congênito Neoplásico	Neoplásico Inflamatório Congênito
Localização	Linha média e triângulo anterior	Triângulo anterior	Triângulo posterior
Etiologia	\multicolumn{3}{|c|}{}		
	\multicolumn{3}{c}{**Congênito**}		
	Cisto do ducto tireoglosso Cisto dermoide Lesão vascular	Cisto branquial Cisto tímico	Linfangioma
	\multicolumn{3}{c}{**Inflamatório**}		
	Linfadenite	Linfadenite Viral Bacteriana Granulomatosa Sialoadenite Parótida Submandibular	Linfadenite Viral Bacteriana Granulomatosa
	\multicolumn{3}{c}{**Neoplásico**}		
	Tireoide Linfoma Sarcoma	Metastático Linfoma Primário Tireoide Glândula salivar Vascular Neurogênico	Linfoma Metastático

habitualmente utilizada na área oncológica divide a região cervical em níveis I a VI, sendo o nível I correspondente à região submentoniana/submandibular, os níveis II, III e IV correspondendo ao terço superior, médio e inferior da veia jugular interna, respectivamente, o nível V correspondendo à região posterior ao músculo esternocleidomastóideo (triângulo posterior) e o nível VI chamado de compartimento central do pescoço, delimitado pelo osso hioide superiormente e pela fúrcula esternal inferiormente[3]. Precisa-se, enfim, falar a mesma língua para descrever a localização exata da lesão que está diretamente relacionada com sua etiologia e também para um acompanhamento adequado de sua evolução.

INVESTIGAÇÃO DIAGNÓSTICA

A investigação diagnóstica inicial com coleta minuciosa de informações do paciente ou dos responsáveis e um exame clínico básico da região de face e pescoço podem ser realizados pelo médico generalista. Constatada a presença de massa cervical por mais de duas semanas, torna-se prudente a avaliação especializada de um médico otorrinolaringologista que conduzirá ou encaminhará o caso a um nível secundário ou terciário de saúde, a depender de sua evolução.

HISTÓRIA

Diante de um paciente com queixa de "caroço" no pescoço, a sistematização do atendimento é fundamental para que todas as informações importantes sejam coletadas. Os dados relacionados a idade, gênero, profissão e procedência, bem como o tempo de evolução da massa cervical, fatores de melhora e piora, antecedentes pessoais e familiares orientam a propedêutica para a confirmação das hipóteses diagnósticas já formuladas. O estabelecimento de uma relação temporal entre o início dos sintomas e a procura do médico é importante para o posicionamento do quadro em uma situação aguda ou crônica. A pergunta do "quando" começou é muito importante, associada ao "como" e "onde" apareceu a lesão.

A localização da lesão pode direcionar o diagnóstico porque se sabe que as lesões congênitas se apresentam habitualmente na porção lateral do pescoço ou na linha média. Habitualmente, lesões da região posterior do pescoço raramente são neoplásicas, enquanto lesões na fossa supraclavicular raramente são inflamatórias. As lesões metastáticas podem auxiliar na localização da lesão primária de acordo com os locais iniciais de drenagem de cada região anatômica. A descrição da lesão como única ou múltipla e qual lado do pescoço acomete, se está aumentando ou diminuindo e se há manifestações locais como odinofagia, disfagia, disfonia e otalgia também ajudam na elaboração de uma hipótese diagnóstica. Manifestações sistêmicas como febre e astenia também devem ser questionadas. Os hábitos como tabagismo e etilismo devem ser interrogados, bem como antecedentes de viagem a local de afecções endêmicas e contato com pessoas doentes. Histórico de irradiação prévia na região cervical e exposições ocupacionais a agentes cancerígenos também devem ser questionados.

Um linfonodo metastático pode apresentar um componente inflamatório traduzido por dor e hiperemia local[1], além disso, esse mesmo linfonodo pode comprometer estruturas nervosas, levando também a um quadro local doloroso, o que pode ser confundido com um linfonodo de origem inflamatória. O questionamento sobre o uso de medicação analgésica ou anti-inflamatória pode direcionar ao diagnóstico porque, habitualmente, o linfonodo inflamatório apresenta melhora, enquanto em linfonodo neoplásico a melhora pode ser parcial ou momentânea.

EXAME CLÍNICO

O exame clínico adequado deve compreender a visualização e a palpação de toda a região da cabeça e pescoço, estando incluso o exame otorrinolaringológico com oroscopia, otoscopia, rinoscopia anterior e laringoscopia indireta. Para que toda a mucosa do trato aereodigestório superior seja visualizada e a imagem documentada, é importante a realização da nasofibrolaringoscopia com endoscópio flexível pelo próprio médico especialista. A inspeção do couro cabeludo e da pele da face pode mostrar lesões inespecíficas, podendo ser o local inicial de uma lesão neoplásica. Os níveis cervicais devem ser palpados preferencialmente com o paciente sentado e o médico posicionado atrás dele. Inicia-se a palpação pelos níveis mais anteriores (nível I) e prossegue-se para os níveis inferiores descendo pelo músculo esternocleidomastóideo, voltando então ao nível V e, após, ao compartimento central do pescoço (nível VI). As lesões devem ser descritas em relação a sua localização na região cervical, seu tamanho em centímetros no seu maior diâmetro, coloração, consistência e relação com os planos profundos (móvel, fixa, semifixa ou fixa). A presença de sinais flogísticos (edema, rubor, calor) também pode ser relatada, bem como a presença de pulsação ou sopro na lesão.

EXAMES COMPLEMENTARES

Após a realização de um exame clínico adequado, o médico especialista já pode formular algumas hipóteses dentro dos grupos de afecções (inflamatório, congênito e neoplásico). Os exames complementares permitem a confirmação ou não das hipóteses diagnósticas levantadas, sendo solicitados de acordo com a necessidade e a disponibilidade em cada caso.

A ultrassonografia é um exame não invasivo, de fácil realização e acessível na maioria dos locais. Pode ser utilizada como exame inicial na avaliação das massas cervicais, diferenciando-as entre lesões císticas ou sólidas[4]. A experiência do médico examinador está diretamente relacionada à qualidade do exame. A ultrassonografia com Doppler pode auxiliar na caracterização de componentes vasculares das lesões. O exame também é frequentemente utilizado para auxiliar a realização da punção aspirativa por agulha fina[5].

A tomografia computadorizada e a ressonância magnética são os exames de escolha na avaliação dos tumores cervicais[1]. Não são "examinadores-dependente" e permitem melhor caracterização da lesão em relação às estruturas adjacentes, bem como podem diferenciar sua origem de um tecido salivar, de um linfonodo cervical, uma origem vascular ou de partes moles, permitindo um planejamento cirúrgico adequado. A ressonância ainda é um exame com disponibilidade limitada em determinados locais, em relação à tomografia. Ambos podem necessitar de sedação para sua realização na população infantil e apresentam exposição aos meios de contraste. A decisão sobre tomografia computadorizada ou ressonância magnética depende da necessidade de melhor definição das estruturas ósseas ou de partes moles, respectivamente, porém por vezes os exames são considerados complementares na avaliação de lesões mais complexas. Sua relação custo-benefício deve ser ponderada, sendo realizados sempre que possível.

A associação da tomografia computadorizada com a tomografia por emissão de pósitrons designado como PET/TC que é um tipo de tomografia que reúne as características de medicina nuclear (emissão de pósitrons) com a radiologia convencional (tomografia). O equipamento sobrepõe imagens metabólicas (PET) às imagens anatômicas (CT), produzindo um terceiro tipo de imagem. É um exame promissor na avaliação de tumores cervicais, particularmente na localização de neoplasias primárias da região de cabeça e pescoço[6]. Sua utilização deve ser criteriosa, como os demais exames complementares.

A punção aspirativa por agulha fina deve, preferencialmente, ser guiada por ultrassonografia, sendo considerado o exame de escolha para o diagnóstico inicial por meio de biópsia[7]. Muitas vezes, o diagnóstico citológico é suficiente para a definição do quadro, não sendo necessária a realização de biópsia por via aberta. A via aberta é inadequada porque altera a drenagem linfática regional, dificultando uma abordagem posterior, podendo modificar o prognóstico da doença. Em alguns casos selecionados, porém, a biópsia aberta torna-se necessária, seja para a definição de um tipo histológico (como nos linfomas), seja quando realmente não se consegue definir um diagnóstico pela punção aspirativa por agulha fina. Tanto a punção aspirativa por agulha fina quanto a biópsia aberta devem ser realizadas sempre após o exame clínico e os exames de imagem que forem necessários.

ABORDAGEM NO GRUPO PEDIÁTRICO E ADULTO JOVEM

AFECÇÕES INFLAMATÓRIAS

Tanto o grupo pediátrico quanto o adulto jovem apresentam predomínio de lesões inflamatórias que se manifestam por meio do aumento de volume dos linfonodos (linfadenite reacional), podendo apresentar-se em um quadro agudo, subagudo ou crônico. Possuem como etiologia infecção bacteriana, viral ou fúngica e habitualmente se apresentam como uma lesão cervical de consistência amolecida com sinais flogísticos associados[8]. Deve-se interrogar sobre um quadro inflamatório ou infeccioso de vias aéreas superiores, concomitante ou próximo ao aparecimento da lesão cervical. Por vezes, percebe-se que nenhuma manifestação clínica esteve presente nesse período, levando a maioria das linfadenopatias inflamatórias, principalmente no grupo pediátrico, a ser considerada de origem inespecífica. Atenção deve ser dada às afecções inflamatórias das glândulas salivares, principalmente das glândulas submandibulares que cursam com abaulamentos importantes do pescoço. A investigação deverá descartar a presença de cálculos (sialolitíase) nas glândulas salivares, o que muitas vezes torna frequente a recidiva do quadro[9].

Na presença de um quadro agudo com aumento dos linfonodos, procura-se identificar algum foco infeccioso de vias aéreas superiores, como faringites ou tonsilites, e tratá-lo de forma adequada com anti-inflamatório ou antibiótico se necessário. Na suspeita de um linfonodo de origem inflamatória, no qual não foi diagnosticado um foco infeccioso primário nas vias aéreas superiores, pode-se então iniciar tratamento com antibioticoterapia empírica[10] por até duas semanas usando clindamicina ou amoxacilina/clavulanato + metronidazol em doses habituais para a faixa etária. Reavaliar o paciente após esse período e se o quadro clínico se mantiver partir para uma nova etapa de investigação.

Nessa nova investigação, dos pacientes que não responderam ao antibiótico ou daqueles que chegaram ao médico apresentando linfonodos cervicais com mais de 30 dias de evolução (quadro crônico) e sem mudanças nas suas características, inicia-se uma rotina de investigação que inclui: ultrassonografia cervical, radiografia de tórax, PPD (intradermorreação para tuberculose), hemograma e sorologias para sífilis, rubéola, citomegalovírus, toxoplasmose, mononucleose, HIV (vírus da imunodeficiência humana).

Na persistência dos linfonodos aumentados e com sorologia positiva (IgM) para alguma afecção avaliada, bem como um PPD reator, o paciente deverá ser avaliado por um médico infectologista. A linfadenite causada pela tuberculose (tuberculose ganglionar) vem apresentando aumento de incidência, sendo mais comum nos adultos jovens, habitualmente localizada no triângulo posterior do pescoço[11]. Responde bem à terapia específica para tuberculose e necessita muitas vezes de biópsia excisional para seu diagnóstico.

Se a ultrassonografia mostrar uma coleção cervical sugerindo linfonodos coalescentes ou abscedados, o paciente será encaminhado a um hospital secundário ou terciário onde será avaliado e submetido à abordagem cirúrgica da lesão com drenagem da coleção, retirada dos linfonodos necrosados e envio do material para cultura e exame anatomopatológico. Tratamento posterior específico será realizado, dependendo desses resultados.

Na complementação para a investigação diagnóstica, pode ser necessária a realização de punção aspirativa por agulha fina guiada por ultrassonografia[4] nos casos de: infecção ativa sem resposta com antibiótico, aumento progressivo do linfonodo, massa única e assimétrica, linfonodo persistente sem sinais de infecção, massa supraclavicular (incidência elevada de neoplasia maligna)[12]. Não sendo o resultado da citologia suficiente para o diagnóstico, deverá ser realizada biópsia aberta da lesão, sendo essa preferencialmente excisional, isto é, retirando todo o linfonodo ou bloco linfonodal. Esse tipo de biópsia proporciona, na maioria dos casos, um diagnóstico histológico definitivo, devendo ser considerado exceção e ser realizado apenas quando os exames complementares e a punção aspirativa por agulha fina forem inconclusivos e insuficientes para o diagnóstico.

Atenção especial deve ser dada ao grupo pediátrico no qual, apesar de menor incidência de lesões neoplásicas, estas existem e devem ser diagnosticadas o mais precocemente possível. A punção aspirativa por agulha fina pode ser realizada nessa faixa etária, devendo-se lembrar da dificuldade técnica dessa situação na qual frequentemente é necessária a realização do procedimento sob sedação. Lembrar que punção aspirativa por agulha fina negativa para células neoplásicas não afasta a possibilidade de lesão neoplásica, devendo esse paciente manter acompanhamento prolongado. Pode-se optar então pela realização direta de uma biópsia aberta (excisional), já que o procedimento será realizado sob sedação e o diagnóstico histológico pode fornecer informações mais completas, permitindo inclusive a realização de exame imuno-histoquímico se necessário.

AFECÇÕES CONGÊNITAS

As afecções congênitas podem apresentar-se como lesões laterais ou na linha média do pescoço. Entre as lesões laterais mais comuns, observam-se os cistos e as fístulas branquiais[11]. Os cistos branquiais são lesões arredondadas, lisas, de consistência elástica, indolores e localizadas na porção superior da borda anterior do músculo esternocleidomastóideo. A lesão do segundo arco branquial é mais frequente, seguida pela alteração do primeiro arco[13]. Geralmente se manifestam após um quadro de infecção de vias aéreas superiores. Muitas vezes, a lesão pode apresentar-se em continuidade com a pele, caracterizando uma fístula.

Outras lesões que podem manifestar-se na lateral ou na linha média do pescoço são os hemangiomas, percebidos ao nascimento como uma lesão amolecida, cística, indolor e de coloração vinhosa, podendo apresentar sopro. O linfangioma apresenta-se como uma lesão amolecida de limites imprecisos constituído de espaços linfáticos dilatados geralmente na porção posterior do pescoço, quando uniloculado, e de grandes dimensões pode ser chamado de higroma cístico[13].

As lesões da linha média compreendem as afecções derivadas da formação e migração da tireoide, sendo que seu trajeto pode dar origem aos cistos do ducto tireoglosso que se manifestam como lesões preferencialmente na linha média ou um pouco lateralizadas. Geralmente, são móveis à deglutição e podem apresentar orifício cutâneo primário ou por infecção e fistulização secundária.

O tratamento definitivo das afecções do ducto tireoglosso e dos arcos branquiais é a cirurgia. Exames de imagem como tomografia computadorizada, ressonância magnética ou mesmo ultrassonografia com punção aspirativa por agulha fina podem ser necessários para o diagnóstico[14]. Muitas vezes, é necessário o tratamento prévio de uma inflamação ou infecção dessas lesões, que podem ser sua manifestação clínica inicial. Em relação aos hemangiomas e linfangiomas, o tratamento definitivo pode ser cirúrgico, mas fatores como tamanho da lesão, evolução e morbidade do procedimento podem adiar o procedimento.

ABORDAGEM NO GRUPO ADULTO IDOSO

AFECÇÕES NEOPLÁSICAS

O grupo adulto idoso apresenta maior incidência de afecções neoplásicas, seguido das inflamatórias e congênitas. As lesões podem ser divididas em primárias da região cervical e primárias fora da região da cabeça e pescoço. Qualquer massa sólida, assimétrica e dura deve ser considerada neoplásica. Das lesões cervicais assintomáticas, em torno de 12% são neoplasias malignas e, destas, 80% são representadas pelo carcinoma espinocelular[9].

Na suspeita de lesão neoplásica da região cervical, o exame locorregional deve ser realizado de forma minuciosa com visualização de todo o revestimento mucoso das vias aéreas digestivas superiores na tentativa de identificar a lesão primária. Realiza-se então nasofibrolaringoscopia para a visualização das vias aéreas superiores, endoscopia digestiva alta para a visualização do trato digestório superior e pode-se solicitar broncoscopia para visualizar as vias aéreas inferiores. Exames de imagem como tomografia computadorizada, ressonância magnética ou PET/TC podem auxiliar na investigação diagnóstica. Realiza-se então a punção aspirativa por agulha fina da lesão cervical e, havendo alguma lesão mucosa suspeita ou mesmo submucosa das vias aéreas digestivas superiores com impregnação pelos meios de contraste, deverá ser realizada biópsia neste local para a confirmação da lesão primária.

Muitas vezes, porém, apesar de todo o empenho na localização da lesão primária, isso não é possível e tem-se apenas o diagnóstico de uma lesão cervical neoplásica considerada metastática com o tumor primário (da região da cabeça e pescoço ou não) considerado oculto[12]. Realiza-se então a repetição de exame locorregional por examinador diferente na tentativa de localização do tumor primário e, não havendo sucesso, pode-se, em casos selecionados, realizar biópsias "às cegas" em rinofaringe, base de língua, recesso piriforme ipsilateral e também tonsilectomia ipsilateral à lesão cervical. A realização de biópsia excisional ou incisional da massa cervical se dará somente se toda a investigação for negativa, sendo realizada em menos de 5% dos casos[5].

O tratamento das lesões neoplásicas do pescoço é preferencialmente cirúrgico, seguido de forma concomitante à radioterapia e quimioterapia, na dependência do tipo histológico e estadiamento da lesão. O mesmo raciocínio aplica-se à lesão primária.

As neoplasias benignas primárias do pescoço podem ser divididas em:

Glândulas salivares
O adenoma pleomórfico é o tumor mais comum da glândula parótida. Apresenta-se como uma massa sólida, de crescimento lento e indolor, de limites definidos e bordas regulares, causando abaulamento na topografia da glândula. O cistoadenoma papilífero linfomatoso ou tumor de Warthin apresenta características semelhantes, porém com uma consistência pouco menos endurecida, podendo ser bilateral.

Órgãos paraganglionares
O quimiodectoma de corpo carotídeo apresenta-se como uma lesão indolor de crescimento lento e progressivo localizado anteriormente à borda anterior do músculo esternocleidomastóideo, frequentemente apresenta mobilidade laterolateral e imobilidade craniocaudal.

Sistema nervoso periférico
O crescimento desordenado das fibras nervosas após traumatismo de um tecido nervoso pode levar à formação de neuroma traumático com sintomas de parestesia e dor. Os neurofibromas são lesões originadas do perineuro e apresentam-se de forma única ou múltipla, podendo fazer parte da síndrome de von Recklinghausen. Os schwannomas são originados também do perineuro, mas de sua bainha externa, e habitualmente são lesões únicas, endurecidas e dolorosas na região lateral do pescoço.

Tecido conjuntivo
O fibroma apresenta-se como uma lesão de crescimento lento, móvel, indolor, de consistência fibroelástica e de limites definidos.

Mesênquima
O lipoma é uma lesão derivada do tecido gorduroso, apresenta crescimento lento e indolor, podendo estar acima ou abaixo do músculo platisma, geralmente com limites precisos, superfície macia e móvel.

NEOPLASIAS MALIGNAS PRIMÁRIAS

As neoplasias malignas primárias do pescoço podem ser divididas em:

Afecções linforreticulares

A doença de Hodgkin apresenta-se como um abaulamento cervical de crescimento lento, indolor e progressivo, podendo estar associada à febre moderada. Os linfonodos tendem a confluir formando cadeias contínuas ou blocos ganglionares. Os linfomas não Hodgkin manifestam-se com aumento linfonodal mais rápido, de forma simétrica, podendo não ser contínuo e acometendo frequentemente o anel de Waldeyer. Os linfonodos geralmente são duros, fixos, podendo infiltrar o subcutâneo e a pele.

Glândulas salivares

O carcinoma mucoepidermoide apresenta maior frequência em glândulas parótidas e submandibulares e inicialmente pode manifestar-se com linfonodos metastáticos de forma arredondada, endurecido, liso, podendo ser móveis ou aderidos aos planos profundos. O carcinoma adenoide cístico ocorre frequentemente nas glândulas salivares maiores e também nas glândulas salivares menores. Apresenta evolução lenta com tendência à invasão dos nervos, levando, muitas vezes, à paralisia facial quando acomete a glândula parótida; os linfonodos metastáticos são menos frequentes. O carcinoma de células acinares é mais comum nas glândulas parótidas, manifestando-se como uma massa única de forma lobulada, indolor, firme e elástica, com baixa incidência de linfonodos metastáticos.

Glândula tireoide

O carcinoma papilífero é a neoplasia mais comum da tireoide, podendo acometer qualquer idade, com maior frequência no gênero feminino. Frequentemente, há metástases para linfonodos regionais. O carcinoma folicular surge na glândula tireoide com as mesmas características do papilífero, porém com incidência maior de metástases a distância por via hematogênica, acometendo pulmão e ossos, com baixa incidência de acometimento de linfonodos regionais. O carcinoma medular e o carcinoma anaplásico são neoplasias com comportamento mais agressivo e felizmente com incidência menor.

Sistema nervoso periférico

Os neuroepiteliomas são infrequentes, ocorrendo na região do plexo braquial, com tendência a invadir estruturas adjacentes com metástases precoces a distância, principalmente para pulmão.

Tecido conjuntivo

Os fibrossarcomas apresentam-se como lesões fibroelásticas e são infrequentes nos adultos, sendo o acometimento regional raro.

Mesênquima

Os lipossarcomas apresentam-se de forma semelhante aos lipomas como uma massa de consistência firme habitualmente bem delimitada e com predominância no gênero masculino.

Tumores neuroectodérmicos

Os neuroblastomas são originários da crista neural e podem ser primários do pescoço ou metástase de lesão na glândula suprarrenal. Mais frequentes na infância e na região abdominal, podem manifestar-se na região cervical, acometendo o espaço parafaríngeo com sintomas compressivos e acometimento regional precoce.

NEOPLASIAS MALIGNAS SECUNDÁRIAS

As neoplasias malignas secundárias do pescoço podem ser divididas da seguinte forma:

Metástase de carcinoma epidermoide

Na maioria das vezes, uma lesão na mucosa das vias aéreas digestivas superiores é identificada. Caso isso não ocorra, a lesão é classificada como metástase cervical de tumor primário oculto.

Metástases de tumores de órgãos distantes

A ocorrência de metástases cervicais de órgãos distantes é infrequente, porém pode relacionar-se com lesões primárias no estômago e pulmão em ambos os gêneros, próstata, testículo e pênis nos homens e mama nas mulheres.

REFERÊNCIAS BIBLIOGRÁFICAS

1. Gleeson M, Herbert A, Richards A. Management of lateral neck masses in adults. BMJ 2000;320:1521.
2. McGuirt WF. Differential diagnosis of neck masses. In: Cummings CW, et al. Otolaryngology head and neck surgery. 3rd ed. St. Louis: Mosby; 1998.p.1686.
3. Robbins KT, Shaha AR, Medina JE, Califano JA, Wolf GT, Ferlito A, Som PM, Day TA. Committee for Neck Dissection Classification, American Head and Neck Society. Consensus statement on the classification and terminology of neck dissection. Arch Otolaryngol Head Neck Surg 2008;134:536.
4. Richards PS, Peacock TE. The role of ultrasound in the detection of cervical lymph node metastases in clinically N0 squamous cell carcinoma of the head and neck. Cancer Imaging 2007;7:167.
5. Stanley MW. Selected problems in fine needle aspiration of head and neck masses. Mod Pathol 2002;15:342.
6. Frank SJ, Chao KS, Schwartz DL, Weber RS, Apisarnthanarax S, Macapinlae HA. Technology insight: PET and PET/CT in head and neck tumor staging and radiation therapy planning. Nat Clin Prat Oncol 2005;2:526.
7. Donahue BJ, Cruickshank JC, Bishop JW. The diagnostic value of fine needle aspiration biopsy of head and neck masses. Ear Nose Throat J 1995;74:483.
8. Swischuk LE, John SD. Neck masses in infants and children. Radiol Clin North Am 1997;35:1329.
9. Goffart Y, Hamoir M, Deron P, Claes J, Remacle M. Management of neck masses in adults. B-ENT 2005;(Suppl 1):33.
10. Tracy TF, Muratore CS. Management of common head and neck masses. Semin Pediatr Surg 2007;16:3.
11. Turkington JR, Paterson A, Sweeney LE, Thornbury GD. Neck masses in children. Br J Radiol 2005;78:75.
12. Mahoney EJ, Spiegel JH. Evaluation and management of malignant cervical lymphadenopathy with an unknown primary tumor. Otolaryngol Clin North Am 2005; 38:87.
13. Pincus RL. Congenital neck masses and cysts. In: Bayley BJ. Head and neck surgery-otolaryngology. 2nd ed. Philadelphia: Lippincott-Raven; 1998.p.1169.
14. Cunningham MJ. The management of congenital neck masses. Am J Otolaryngol 1992;13:78.

16. VERTIGEM – VESTIBULOPATIAS PERIFÉRICAS

Ítalo Roberto Torres de Medeiros
Lucinda Simocelli

Vestibulopatias periféricas são alterações que envolvem o comprometimento do sistema vestibular periférico (labirinto posterior e/ou nervo vestibular – VIII nervo craniano)[1].

Clinicamente, podem manifestar-se como tontura associando ou não sintomas neurovegetativos como náuseas e vômitos. Caso exista comprometimento conjunto do labirinto anterior (cóclea) e de suas vias, a queixa de hipoacusia estará associada ao quadro clínico das vestibulopatias. São descritos quatro tipos principais de tonturas: vertigem, sensação de flutuação ou de cabeça vazia (*ligtheadedness*), pré-síncope e desequilíbrio[2]. A mais prevalente apresentação de tontura relacionada às vestibulopatias periféricas é a vertigem (tontura rotatória), que corresponde a 54% das tonturas em uma unidade básica de saúde[1].

QUADRO CLÍNICO

No quadro 16.1 estão apresentados os sintomas relacionados ao local da lesão.

Quadro 16.1 – Sintomas relacionados ao local da lesão[3].

Local da lesão	Sintomas
Orelha interna	Perda auditiva, zumbido, plenitude aural
Conduto auditivo interno	Perda auditiva, zumbido, hipotonia facial
Ângulo pontocerebelar	Perda auditiva, zumbido, hipotonia facial, ataxia
Tronco cerebral	Diplopia, disartria, parestesia e fraqueza de membros, *drop-attacks*
Cerebelo	Desequilíbrio, ataxia
Lobo temporal	Afasia, alucinações visual, olfatória e gustativa
Lobo occipital	Perda do campo visual, alucinações visuais

TEMPO DE SINTOMA E ETIOLOGIAS PROVÁVEIS

No quadro 16.2 estão descritos o tempo de sintoma e as etiologias prováveis.

O diagnóstico diferencial da vertigem está mostrado no quadro 16.3.

Quadro 16.2 – Tempo de sintomas e causa de vertigem[4].

Tempo dos sintomas	Causa
Vertigem aguda – queixa prolongada – horas a dias	
Causas periféricas	Neuronite vestibular e labirintite viral (envolve perda auditiva)
	Infarto do labirinto
	Sífilis
	Doenças autoimunes
	Labirintite bacteriana
	Síndrome de Ramsay-Hunt (herpes zóster ótico)
	Pós-traumático
	Doenças metabólicas, dislipidemia e distúrbios do açúcar
Causas centrais	Infarto cerebelar e tronco encefálico
	Hemorragia cerebelar
	Esclerose múltipla
	Doenças autoimunes e outras inflamações do sistema nervoso central
Vertigem recorrente	
Segundos	Vertigem posicional paroxística benigna
	Fístula perilinfática e deiscência do canal semicircular superior
Minutos	Ataque isquêmico transitório
	Migrânea (aura)
	Ansiedade e pânico
Horas	Migrânea (aura)
	Doença ou síndrome de Ménière
	Doenças metabólicas e hormonais (dislipidemia, distúrbios do açúcar e hipotireoidismo)
	Otossífilis e tumores de ângulo pontocerebelar
	Doença autoimune da orelha interna

DIAGNÓSTICO DIFERENCIAL

O diagnóstico diferencial da vertigem está mostrado no quadro 16.3.

Quadro 16.3 – Diagnóstico diferencial da vertigem[1].

Causas	Descrição
\multicolumn{2}{c}{Causas periféricas}	
"Labirintite aguda"	Inflamação do órgão cocleovestibular de causa viral ou bacteriana
Neuronite vestibular (neurite vestibular)	Inflamação do nervo vestibular geralmente de etiologia viral
Vertigem posicional paroxística benigna	Canalitíase ou cupulolitíase. Maior prevalência em idosos e mulheres. Vertigem súbita com duração de segundos desencadeada por movimentos da cabeça em sentido preferencial
Colesteatoma	Tumor benigno envolvendo orelha média. Vertigem súbita ou recorrente com otorreia crônica associada
Herpes zóster ótico (síndrome de Ramsay Hunt)	Erupções vesiculares em orelha. Reativação do vírus herpes zóster
Síndrome de Ménière	Vertigem recorrente, perda auditiva, zumbido, plenitude aural. Relacionada a hidropisia endolinfática e alterações metabólicas na orelha interna
Fístula perilinfática	Vertigem súbita, perda auditiva e zumbido. Comunicação anômala entre orelha interna e orelha média de origem traumática ou espontânea
\multicolumn{2}{c}{Causas centrais}	
Tumor de ângulo pontocerebelar	Schwannoma vestibular ("neurinoma do acústico"), meningioma, ependimoma infratentorial, glioma de tronco encefálico, meduloblastoma
Doenças cerebrovasculares	AIT (acidente cerebral isquêmico transitório), oclusões arteriais especialmente envolvendo o sistema vertebrobasilar
Migrânea	Cefaleias episódicas acompanhadas por náuseas, vômitos, foto ou fonofobia, precedida ou não por aura
Esclerose múltipla	Desmielinização da substância branca do sistema nervoso central envolvendo vias vestibulares e auditivas
\multicolumn{2}{c}{Outras causas}	
Vertigem cervical	Vertigem ocasionada por alterações proprioceptivas cervicais precipitadas por movimentos de cabeça e pescoço osteoartrose
Vertigem induzida por drogas	Reação adversa a certas medicações
Vertigem relacionada a alterações psiquiátricas	Depressão, ansiedade, somatização, abuso de álcool, alterações de personalidade

DIAGNÓSTICO DIFERENCIAL DAS VESTIBULOPATIAS PERIFÉRICAS

DOENÇA DE MÉNIÈRE

Doença inicialmente conhecida como "hidropisia endolinfática idiopática". As pesquisas mais recentes apontam para uma doença vestibular mais complexa que envolve alterações bioquímicas e físicas da orelha interna. Na maioria dos casos, é possível a identificação de vários fatores etiológicos (síndrome de Ménière).

Quadro clínico

Tríade caracterizada por vertigem (> 95% dos pacientes), zumbido (80-90%), perda auditiva neurossensorial flutuante (70-85%). Vertigem em padrão de crise, durando minutos a horas, com variação de intensidade. Perda auditiva inicialmente unilateral, porém mais de 50% dos pacientes desenvolverão acometimento bilateral. Apesar de a perda auditiva ser flutuante, observa-se tendência à piora progressiva ao longo dos anos de doença. Outros sintomas relacionados são: plenitude auricular, intolerância ao ruído e diplacusia (distúrbio de percepção da frequência do som). Sintomas raros podem acontecer, como a crise de Tumarkin – quedas súbitas sem perda de consciência ou sensação de ser atirado ao chão –, que decorre da movimentação abrupta dos otólitos e em menos de 2% dos pacientes.

Fisiopatologia

A descrição clássica envolve dilatação do sistema endolinfático no labirinto membranoso decorrente do excesso de produção de endolinfa e/ou comprometimento da reabsorção levando ao acúmulo de volume endolinfático[5]. Novas teorias envolvem alterações nas aquaporinas que são canais de água presentes nas membranas do labirinto membranoso levando a alterações iônicas e volumétricas no espaço endolinfático[6]. Não há diferença de incidência entre os gêneros. História familiar positiva em 0 a 20% dos pacientes.

Etiologias propostas

Alergia alimentar (trigo, milho, legumes, carnes, chocolate), doenças metabólicas como dislipidemias, doenças do metabolismo de açúcar e hormonais (hipotireoidismo, insuficiência estrogênica[7] e autoimunidade).

Diagnóstico clínico

Não há exame diagnóstico patognomônico dessa doença.

Exame clínico – nistagmo vestibular geralmente horizontal batendo na direção do lado afetado no início da doença (fase de hiper-reflexia vestibular) e depois para o normal (fase de hiporreflexia).

Eletronistagmografia – hiper-reflexia na prova calórica em fase inicial e hiporreflexia na evolução da doença. Normorreflexia pode ser vista em todas as fases da doença, principalmente nos períodos intercrise.

Eletrococleografia – relação potencial de somação/potencial de ação maior que 35%. Sensibilidade do método em torno de 70%.

Audiometria – perda neurossensorial em curva tonal plana ou em "U" invertido, perda em graves e agudos após 4-6kHz.

Tratamento

Clínico – beta-histina, diuréticos (hidroclorotiazida), dieta hipossódica, hiper-hidratação[8], psicoterapia. O tratamento clínico tem alguma efetividade em 90% dos casos.

Cirúrgico – para pacientes com vertigem incapacitante sem melhora com tratamento clínico. As opções cirúrgicas são: descompressão ou *shunt* de saco endolinfático, neurectomia vestibular seletiva ou labirintectomia cirúrgica ou química com gentamicina intratimpânica, porém com grande risco de piora auditiva.

LABIRINTOPATIAS METABÓLICO-HORMONAIS

Labirintopatias metabólicas compreendem um grupo de manifestações clínicas de origem cocleovestibular que incluem entre seus fatores etiológicos hipoglicemia, hiperinsulinemia, intolerância à glicose, diabetes, dislipidemias e disfunções dos hormônios tireoidianos e sexuais femininos. Na maioria dos casos, apresentam-se clinicamente como quadros de hidropisia endolinfática[9].

Quadro clínico

Envolve manifestações múltiplas como a tríade previamente descrita na doença de Ménière, tontura tipo sensação de cabeça oca associada a sintomas neuroglicopênicos e autonômicos ou ainda vertigem em crises. Alguns pacientes podem referir oscilopsia, flutuação, desequilíbrio crônico e instabilidade corporal. Os sintomas manifestam-se em crises, durando minutos a horas, apresentando variação de intensidade ou de forma persistente com sintomas menos intensos. A perda auditiva é rara e outros sintomas podem envolver plenitude auricular, intolerância ao ruído e diplacusia[10].

Fisiopatologia

Variações plasmáticas dos níveis de glicose e insulina alteram a bomba de sódio e potássio ATPase na orelha interna levando a mudanças na concentração de sódio e potássio na endolinfa, o que afeta o potencial endolinfático, aumentando a pressão osmótica e provocando a hidropisia endococlear (hipertensão endolinfática). Essas alterações podem envolver tanto o labirinto anterior, gerando hipoacusia e zumbido, como o labirinto posterior, desencadeando vertigem. As alterações do metabolismo dos lipídios e hormonais também interferem na disponibilização de glicose e oxigênio no labirinto, principalmente por comprometimento do fluxo capilar labiríntico[9].

Diagnóstico

Achados audiométricos, eletronistagmográficos e de eletrococleografia – semelhantes aos descritos para a síndrome de Ménière ou ainda limiares tonais audiométricos com perda auditiva neurossensorial descendente (predominante em frequências agudas).

Pesquisa de curvas metabólicas – curvas glicêmica e insulinêmica de 3 horas para a confirmação do diagnóstico.

Tratamento

Dieta pobre em açúcares livres (carboidratos simples) ou lipídios, a depender da etiologia determinada. O fracionamento da dieta é importante nos pacientes com distúrbios no metabolismo dos carboidratos. A reposição hormonal é requerida nos pacientes nos quais as disfunções da tireoide ou dos hormônios sexuais femininos são identificados.

VERTIGEM POSICIONAL PAROXÍSTICA BENIGNA

Vestibulopatia periférica caracterizada por vertigem de início súbito desencadeada pela mudança da posição cefálica, geralmente com lateralidade bem definida, latência e fatigabilidade[5].

Fisiopatologia

Há duas teorias propostas para a vertigem posicional paroxística benigna: canalitíase ou ductulolitíase (~ 95% dos casos), em que *debris* celulares e das otocônias dos órgãos otolíticos migram para os canais semicirculares alterando a densidade da endolinfa nos locais de depósito, e cupulolitíase (~5% dos casos), em que esses *debris* aderem à cúpula dos canais semicirculares tornando-a mais pesada, o que acarreta vertigem e nistagmo posicional persistente por semanas[11].

Etiologia

Idiopática em aproximadamente 50% dos casos, os demais são associados a traumatismo cranioencefálico, neuronite vestibular, pós-estapectomia, vestibulopatias de origem metabólica, síndrome de Ménière, entre outros.

Diagnóstico

História clínica e manobras diagnósticas.

Manobra de Dix-Hallpike para vertigem posicional paroxística benigna do canal semicircular posterior ou superior – deita-se o paciente em uma maca colocando sua cabeça rapidamente em posição de Rose (hiperextensão com torção lateral) para o lado da queixa. Caso o paciente apresente vertigem e nistagmo rotatório torsional, o teste é positivo[11].

Manobra de Lempert para vertigem posicional paroxística benigna do canal semicircular lateral – paciente deitado em posição supina, com a cabeça discretamente fletida a 30 graus. A cabeça é virada 90 graus para um lado e observa-se presença de nistagmo horizontal, geotrópico ou ageotrópico.

Tratamento

Manobras de reposicionamento dos *debris* – manobra de Epley para a canalitíase de canal semicircular posterior ou superior, de Roll-Manouver para a canalitíase de canal semicircular lateral e de Semont para cupulolitíase de canal semicircular posterior. Efetividade do tratamento em torno de 85 a 95%[12].

Drogas sedativas labirínticas apenas para tratamento sintomático – anticolinérgicos (meclizina, dimenidrinato), bloqueadores do canal de cálcio, benzodiazepínicos; etiológico de acordo com a causa definida.

Prognóstico

Recorrência em aproximadamente 50% dos casos[13], especialmente em pacientes idosos, sugerindo a necessidade de investigação de etiologias subjacentes que estejam predispondo ao desprendimento das otocônias e mau funcionamento do sistema de *clearance* de *debris* na endolinfa, como doenças metabólicas e alterações vasculares[14].

NEURONITE VESTIBULAR

A neuronite vestibular geralmente decorre de complicação de uma infecção viral de vias aéreas superiores com pico de incidência entre 40 e 50 anos de idade[15].

Quadro clínico

Vertigem e/ou tontura de caráter importante e início súbito geralmente sem sintomas auditivos.

Fisiopatologia

Inflamação com diferentes graus de degeneração do nervo vestibular e/ou gânglio vestibular sem envolver, normalmente, receptores periféricos.

Etiologia

Provável origem viral – vírus neurotrópicos como os da família Herpesviridae.

Diagnóstico clínico

Eletronistagmografia – geralmente hiper-reflexia na prova calórica na fase aguda, evoluindo para hiporreflexia posterior (mais comum).

Tratamento[5]

Drogas sedativas labirínticas – anticolinérgicos (meclizina, dimenidrinato), bloqueadores do canal de cálcio (cinarizina e flunarizina), benzodiazepínicos. Corticosteroides como prednisona na primeira semana.
Deambulação precoce e reabilitação vestibular – especialmente em idosos que não compensem adequadamente.

SÍNDROME DE RAMSAY HUNT

A síndrome de Ramsay Hunt é causada por reagudização da infecção pelo vírus varicela-zóster e considerada uma variante da neuronite vestibular com envolvimento dos demais pares, cranianos que passam pelo meato acústico interno: VII e VIII (porção coclear) pares, causando paralisia facial, zumbido, perda auditiva do tipo neurossensorial e hipofunção vestibular[16].

Diagnóstico
Quadro clínico e presença de vesículas e hiperemia com hiperestesia em concha auricular.

Tratamento
Antivirais – aciclovir, valaciclovir por via oral, geralmente se diagnóstico até o quinto dia de manifestação. Drogas sedativas labirínticas e corticosteroides, como na neuronite vestibular.

LABIRINTITE INFECCIOSA

Ocasionalmente pacientes com otite média aguda queixam-se de vertigem, especialmente as crianças, devido à proximidade da orelha média e orelha interna[4].

Quadro clínico
Vertigem grave, perda auditiva neurossensorial, náuseas, vômitos e febre.

Etiologia e fisiopatologia
Inflamação dos canais semicirculares decorrente de infecção viral e/ou bacteriana[5] após otite média aguda ou infecção das vias aéreas superiores. A infecção bacteriana pode acometer diretamente o espaço perilinfático causando labirintite supurativa a partir de uma infecção da orelha média. Em pacientes com meningite, essa inflamação pode acometer a orelha interna via aqueduto coclear ou canal auditivo interno.

Tratamento
Internação hospitalar, antibioticoterapia por via intravenosa, drogas sedativas labirínticas, drenagem cirúrgica e desbridamento.

COLESTEATOMA

Tumor epidérmico benigno da orelha média que leva a infecções recorrentes e erosão óssea envolvendo cadeia ossicular, orelha média e ocasionalmente a cápsula ótica e os canais semicirculares.

Quadro clínico
Perda auditiva mista (condutiva e neurossensorial) por erosão da cadeia ossicular e labirinto, vertigem geralmente grave.

Fisiopatologia
Erosão da cadeia ossicular e labirinto pelo crescimento epidérmico do colesteatoma com ou sem infecção dos canais semicirculares[5].

Tratamento
Cirúrgico e drogas sedativas labirínticas. Reabilitação vestibular se necessário, quando o quadro de base estiver solucionado.

FÍSTULA PERILINFÁTICA

Comunicação entre a orelha interna (espaço perilinfático) e a orelha média geralmente decorrente da ruptura do labirinto membranoso. Locais mais frequentes: janelas membranosas da orelha média (oval e redonda)[17].

Quadro clínico
Vertigem e perda auditiva súbita e flutuante com ou sem zumbido.

Etiologia
Pós-cirúrgica (após cirurgias de orelha média como estapedectomias e mastoidectomias), traumatismo craniencefálico, barotrauma, infecções da orelha média, esforço físico e raramente espontânea.

Diagnóstico
Audiometria tonal – limiares com padrão variável de perda auditiva neurossensorial sem alterações da discriminção auditiva. Raramente associa perda auditiva condutiva.

Pesquisa do "fenômeno de Túlio" – vertigem desencadeada por sons de alta intensidade.

Pesquisa do "sinal de Hennebert" – comprimindo-se o conduto auditivo externo da orelha com fístula observa-se um movimento ocular lento horizontal para o lado oposto e em seguida três ou quatro nistagmos batendo ipsilaterais.

Tratamento

Clínico – sedativos labirínticos, repouso absoluto, laxantes e evitar as manobras de Valsalva. Punção lombar para drenagem liquórica e redução da pressão intracraniana ocasionalmente pode ser necessária.

Cirúrgico – em casos mais graves para controle da vertigem e preservação auditiva se possível.

Evolução

Fechamento espontâneo da fístula na maioria dos casos, controle da vertigem e manutenção de algum grau de perda auditiva.

OTOTOXICIDADE

Principal causa de "hipofunção vestibular bilateral" desencadeando desequilíbrio crônico à deambulação ou na postura ereta[4].

Fisiopatologia

Toxicidade das células ciliadas cocleares e vestibulares decorrente da exposição a certas drogas. As mais comuns são aminoglicosídeos (gentamicina e amicacina), quimioterápicos (cisplatina), diuréticos de alça, ácido acetilsalicílico, anti-inflamatórios não hormonais, anticonvulsivantes e antidepressivos tricíclicos. As manifestações clínicas podem iniciar na vigência das medicações ou dias a meses após seu uso, o que torna importante a monitorização das funções cocleovestibulares durante o tratamento[18].

Quadro clínico

Zumbido e disacusia neurossensorial são as primeiras manifestações. Desequilíbrio e instabilidade corporal crônica aparecem com o tempo e podem ser observadas apenas tardiamente, exceto sob o uso de gentamicina, cujos principais sintomas tendem a ser vestibulares, caracterizados por desequilíbrio à rotação da cabeça e osciloscopia.

Tratamento

Suspensão do uso da droga se possível e correção de sua dose em renais crônicos. Uso de drogas otoprotetoras como EGB-761. Reabilitação vestibular ou treinamento de substituição sensorial para a sequela de hipofunção vestibular crônica[19].

TUMORES DE ÂNGULO PONTOCEREBELAR

O tumor mais frequente de ângulo pontocerebelar é o schwannoma vestibular, também conhecido como neurinoma do acústico, que é um tumor composto por células de Schwann do nervo vestibular. A maioria desses tumores surge a partir do nervo vestibular inferior. Outras lesões dessa região são: meningioma, colesteatoma, hemangioma.

Quadro clínico

Disacusia neurossensorial unilateral e vertigem são os sintomas mais frequentes de apresentação[20].

Diagnóstico

Ressonância magnética com gadolínio é o método mais sensível para o diagnóstico de lesões intracanaliculares, sendo o padrão-ouro para o diagnóstico.

Tratamento

Cirurgia convencional, radioneurocirurgia, acompanhamento clínico de acordo com o tamanho do tumor e a idade do paciente[5].

REFERÊNCIAS BIBLIOGRÁFICAS

1. Labuguen RH. Initial evaluation of vertigo. Am Fam Physician 2006;73:244.
2. Hanley K, O'Dowd T, Considine N. A systematic review of vertigo in primary care. Br J Gen Pract 2001;51:666.
3. Baloh RW. Clinical neurophysiology of the vestibular system. Oxford: Oxford Press; 2001.
4. Magaziner JL, Walker MF. Dizziness, vertigo, motion sickness, syncope and near syncope, and disequilibrium. Principles of ambulatory medicine. 7th ed. New York: Demos Medical Publishing; 2007.
5. Chawla N, Olshaker JS. Diagnosis and management of dizziness and vertigo. Med Clin North Am 2006;90:291.
6. Ishiyama G, Lopez IA, Akira Ishiyama. Aquaporins and Meniere's disease. Curr Opin Otolaryngol Head Neck Surg 2006; 14:332.
7. Bittar RSM, Medeiros IRT. Labirintopatias de causas sistêmicas. In: Campos CAH, Costa HOO. Tratado de Otorrinolaringologia da Sociedade Brasileira de Otorrinolaringologia. 2ª ed. São Paulo: Roca; 2003.p.496.
8. Naganuma H, Kawahara K, Tokumasu K, Okamoto M. Water may cure patients with Ménière disease. Laringoscope 2006; 116:1455.
9. Rybak LP. Metabolic disorders of the vestibular system. Otolaryngol Head Neck Surg 1995;112:128.
10. Bittar RSM, Bottino MA, Simoceli L, Venosa AR. Vestibular impairment secondary to glucose metabolic disorders. Rev Bras ORL 2004;70:801.
11. Fife TD, Iverson DJ, Lempert T, Furman JM, Baloh RW, Tusa RJ, Hain TC, Herdman S, Morrow MJ, Gronseth GS. Report of the quality standards subcommittee of the practice parameter: therapies for benign paroxysmal positional vertigo. Neurology 2008;70:2067.

12. Yimantae K, Srirompotong S, Srirompotong S, et al. A randomized trial of the canalith repositioning procedure. Laryngoscope 2003;113:828.
13. Wolf JS, Boyev KP, Manokey BJ, et al. Success of the modified Epley maneuver in treating benign paroxysmal vertigo. Laryngoscope 1999;109:900.
14. Simoceli L, Bittar RS, Greters ME. Posture restrictions do not interfere in the results of canalith repositioning maneuver. Braz J Otorhinolaryngol 2005;71:55.
15. Sekitani T, Imate Y, Noguchi T, et al. Vestibular neuronitis: epidemiological survey by questionnaire in Japan. Act Otolaryngol Suppl 1993;503:85.
16. Adour KK. Otological complications of herpes zoster. Ann Neurol 1994;35:S62.
17. Schessel DA, Nedzalski JM. Meniere's disease and other peripheral vestibular disorders. In: Otolaryngology – head and neck surgery. St Louis (MO): Mosby--Year Book; 1993.p.3168.
18. Rizzia MD, Hirose K. Aminoglycoside ototoxicity. Curr Opin Otolaryngol Head Neck Surg 2007;15:352.
19. Bittar RS, Pedalini ME, Lorenzi MC, Formigoni LG. Treating vertigo with vestibular rehabilitation: results in 155 patients. Rev Laryngol Otol Rhinol (Bord) 2002; 123:61.
20. Mirz F, Jorgenson B, Fiirgaard B, et al. Investigations into the natural history of vestibular schwannomas. Clin Otolaryngol 1999;24:13.

17. ZUMBIDO

Gisele Velloso dos Santos Reale

Zumbido é a sensação auditiva na orelha ou cabeça na ausência de uma fonte sonora externa[1]. É um sintoma frequente que acomete aproximadamente 15% da população geral. Ocorre uma atividade neuronal anormal nas vias auditivas, tratando-se, pois, de um sintoma e não uma doença.

Pode ser decorrente de alterações no sistema auditivo ou em estruturas para-auditivas.

No sistema auditivo, pode ser consequência de distúrbios otológicos, cardiovasculares, metabólicos, farmacológicos, neurológicos, psicológicos e odontológicos[2].

Relacionadas ao sistema auditivo, encontram-se alterações nas orelhas externa, média e interna, além de alterações nas vias centrais e no VIII par craniano. Há também zumbido com audiometria normal que pode estar relacionado à cocleopatia subclínica. As causas otológicas são as mais frequentes, geralmente há perda auditiva neurossensorial em altas frequências. Em grande parte dos casos, a frequência do zumbido está próxima à região de maior perda auditiva à audiometria. Entre as doenças otológicas podem ser citadas a presbiacusia, a PAINPSE (perda auditiva induzida por pressão sonora elevada, antigamente denominada de PAIR – perda auditiva induzida por ruído), otites crônicas, otosclerose, labirintopatias recorrentes, doença de Ménière.

Dentre as causas cardiovasculares, determinantes do zumbido, podem ser citadas, por exemplo, a insuficiência cardíaca e a hipertensão arterial sistêmica. Esta última é o distúrbio arterial mais comumente encontrado. Outras etiologias, como arteriosclerose e fatores que elevam o débito cardíaco, por exemplo gravidez, anemia e tireotoxicose, podem estar relacionadas com o sintoma.

As causas farmacológicas incluem anti-inflamatórios, ácido acetilsalicílico, diuréticos, antidepressivos tricíclicos, antibióticos como aminoglicosídeos, anticoncepcional oral, metais pesados, solventes, antimaláricos.

Como alterações neurológicas têm-se, dentre outras, as provocadas por acidente vascular cerebral; por traumatismo cranioencefálico; por esclerose múltipla; por traumatismo em chicote (*whiplash*) e por sequela de meningite.

Dentre as causas psicológicas encontram-se depressão, ansiedade, fobias e síndrome do pânico. As duas principais são a ansiedade e a depressão.

Como alterações odontológicas têm-se a disfunção de articulação temporomandibular (em que frequentemente o paciente refere plenitude auricular) e do aparelho mastigador.

Entre as causas metabólicas destacam-se distúrbios do metabolismo da glicose, do colesterol e triglicérides, do zinco, dos hormônios tireoidianos, e o abuso da cafeína[3].

O mecanismo fisiopatológico do zumbido no diabetes *in situ* é decorrente da alteração da atividade da bomba Na^+-K^+-ATPase[4]. No diabetes propriamente dito, ocorre neuropatia associada à microangiopatia.

Com relação ao distúrbio do metabolismo dos lipídios, ocorrem hiperviscosidade sanguínea e obstrução crônica dos capilares da estria vascular, causando alteração no perfil bioquímico da endolinfa e isquemia[3].

Nos distúrbios tireoidianos encontram-se alterações bioquímicas e hemodinâmicas que acarretam lesão nas células ciliadas.

Já o zinco é uma coenzima intracelular de importância significativa na função coclear, atuando sobre a bomba de Na^+-K^+-ATPase. Tem-se que a cóclea é um dos seus principais reservatórios.

Em estruturas para-auditivas, pode-se dividi-lo em duas etiologias: musculares e vasculares.

Com relação à etiologia muscular, encontram-se as mioclonias e a tuba patente.

A mioclonia é decorrente da contração rítmica de um ou vários músculos da orelha média (músculo tensor do tímpano e músculo do estapédio) ou do palato mole, normalmente involuntária[5].

No caso da tuba patente, o paciente refere zumbido unilateral semelhante a "barulho do mar ou ventania". Melhora com o decúbito dorsal. É síncrono com a respiração e pode estar associado à autofonia. Ocorre após grande perda de peso em curto período de tempo.

Entre as alterações vasculares têm-se as neoplasias vasculares, as malformações vasculares e o hum venoso, que é o resultante de um fluxo turbulento na veia jugular.

Entre as neoplasias vasculares mais frequentes estão os tumores glômicos, sendo que, nesse caso, o zumbido varia com a frequência cardíaca.

As malformações vasculares podem ser divididas em arteriais, venosas ou arteriovenosas.

O hum venoso é consequência de um fluxo turbulento na veia jugular interna. Em geral, é unilateral e acomete principalmente mulheres jovens. Por meio da suave pressão no pescoço sobre a veia jugular (sem ocluir a artéria carótida) e da rotação da cabeça para o lado ipsilateral ao zumbido, este apresenta melhora.

Existe a possibilidade de etiologia multifatorial, ou seja, derivada de causas múltiplas no mesmo paciente.

Há vários tipos de sons do zumbido como, por exemplo, panela de pressão, apito, grilo, cachoeira, chuva, chiado, cigarra, abelha e mais raramente cliques, pulsações, dentre outros, que possam ser manifestados em pacientes portadores do referido sintoma.

O paciente pode apresentar zumbido único ou múltiplo e o início do quadro ser progressivo ou súbito. A percepção, por sua vez, pode ser constante ou intermitente.

Não é infrequente sua interferência em outras atividades como na concentração, no sono, nas atividades profissionais e domésticas, no aspecto emocional e social.

É possível a associação com fatores agravantes como silêncio[6] (mais frequente), jejum, nervosismo, tabagismo, etilismo, barulho.

Entre os fatores de melhora, destacam-se medicamentos, ruídos de fundo e rotação cervical (menos frequente).

Em certos pacientes, pode ocorrer associação com a hipersensibilidade auditiva (intolerância a sons) como a hiperacusia[7], ou seja, aumento da percepção de sons externos de média ou fraca intensidade, como a misofonia (reações desproporcionais do sistema límbico e do sistema nervoso autônomo à exposição a sons em situações específicas), e a fonofobia (medo de se expor ao som), a qual é um subtipo da misofonia.

Existem algumas teorias para tentar explicar o zumbido, dentre as quais podem ser citadas as seguintes:
- Desproporção entre as células ciliadas externas e as internas. Essa teoria justifica a frequência do zumbido próximo à área de perda auditiva à audiometria.

- Alterações do íon cálcio na disfunção coclear.
- Alterações do glutamato.
- Atividade espontânea aumentada (hiperatividade central).
- Deficiência de zinco ou de serotonina.
- Mudanças de mapas tonotópicos. O zumbido seria consequente a alterações na organização tonotópica de estruturas auditivas centrais.
- *Cross-talk* entre as fibras do VIII par craniano: fibras desmielinizadas do VIII par provocariam um "curto-circuito", com consequente aumento na atividade espontânea e geração de impulsos anormais, interpretados pelo córtex cerebral como zumbido.

O processo de aparecimento do zumbido pode ser dividido nas seguintes fases: geração, detecção e percepção. A geração habitualmente ocorre nas vias periféricas (mais frequentemente está associada a doenças do nervo coclear e da cóclea), mas também pode ocorrer nas vias centrais. A detecção acontece nos centros subcorticais e baseia-se em padrão de reconhecimento. A percepção surge no córtex auditivo por meio da participação do sistema límbico, do córtex pré-frontal e de outras áreas corticais[8].

Para a avaliação diagnóstica, devem-se identificar os fatores etiológicos em cada paciente.

A anamnese detalhada e o exame clínico otorrinolaringológico são fundamentais para a investigação.

Como exames complementares solicitam-se a avaliação audiológica e a realização de exames laboratoriais (hemograma completo, glicemia de jejum, colesterol total e frações, triglicérides, T_4 livre e TSH, zinco, RSS (reação sorológica para sífilis), curva glicêmica e insulinêmica de 3 horas.

Caso necessário, também podem ser requisitados exames eletrofisiológicos como BERA, otoemissões acústicas, otoneurológico e exames de imagem como tomografia computadorizada, ressonância magnética e angiorressonância magnética para melhor averiguação do quadro clínico.

A avaliação multidisciplinar é fundamental em certos pacientes, como, por exemplo, a de especialistas como cardiologista, endocrinologista, neurologista, psiquiatra, psicólogo, odontologista, fisioterapeuta e de outros profissionais que possam auxiliar na averiguação das causas do sintoma.

Para a realização do tratamento clínico medicamentoso, é muito importante, primeiramente, o diagnóstico correto.

Devem-se tratar as doenças concomitantes (diagnosticá-las e fazer o tratamento adequado).

Algumas orientações gerais são bastante úteis como evitar substâncias estimulantes do sistema nervoso central, como a cafeína, o tabaco e o álcool, já que aumentam a percepção do zumbido.

Normalmente, é utilizada somente uma medicação, ou seja, a monoterapia, durante 30 a 60 dias.

No distúrbio do metabolismo da glicose, pode ser realizado um teste terapêutico com dieta fracionada durante 30 dias. Deve ser substituído o açúcar por adoçante, fracionar a dieta de 3 em 3 horas, eliminar doces e frutas com elevado teor de açúcar (como, por exemplo, melancia, mamão papaia, jaboticaba, uva, caqui).

Nas alterações do metabolismo dos lipídios, o paciente deve ser submetido a uma dieta hipolipídica, se necessário usar hipolipemiantes (como fibratos e estatinas) e praticar atividades físicas regulares.

Dentre as medicações têm-se: complexos vitamínicos e minerais como o zinco na dose de 80mg por via oral na posologia de 12 em 12 horas, durante 30 dias (quando houver hipozincinemia sérica, e é uma boa alternativa em pacientes idosos), a vitamina A (50.000UI, 12 em 12 horas, durante as refeições, por via oral durante 30 dias) e a vitamina B.

Têm-se, outrossim, os antiagregantes e os moduladores de fluxo como o extrato de gingko biloba na dose de 80 ou 120mg, por via oral, a cada 12 horas, de 2 a 4 meses, e pentoxifilina 400mg a cada 8 horas ou 600mg a cada 12 horas durante 30 dias[9].

Há os vasodilatadores diretos como o ácido nicotínico associado à nicopaverina 30mg/100mg a cada 12 horas durante 30 dias.

Outra alternativa para o tratamento medicamentoso é a utilização dos bloqueadores dos canais de cálcio como a cinarizina 25mg, por via oral, a cada 8 horas, e a flunarizina 10mg, por via oral, uma vez ao dia.

Têm-se os estabilizadores de membrana como a lidocaína por via intravenosa, que também é um teste prognóstico para o uso da carbamazepina[10].

Há o uso de anticonvulsivantes como a carbamazepina (na dose de 50 a 400mg com doses progressivas noturnas) e o clonazepam (na dose de 0,5 a 2mg/dia, podendo atingir 4mg/dia).

Outra opção é a utilização de antidepressivos como a amitriptilina, a fluoxetina, a sertralina e a sulpirida.

Têm-se os ansiolíticos como a *passiflora incarnata* e o alprazolam como alternativas de tratamento clínico, a ser ministrado ao paciente caso a caso.

Outras medicações podem ser utilizadas como a beta-histina dicloridrato (24mg, por via oral, a cada 12 horas, durante dois a três meses) e a gabapentina[11].

Há a possibilidade do uso de relaxantes musculares em certos pacientes portadores dos sintomas do zumbido.

Além da terapêutica medicamentosa existe outra alternativa denominada TRT (*tinnitus retraining therapy*) que é a habituação ou o retreinamento do zumbido. Essa é possível devido à plasticidade do sistema nervoso central. A aplicação de um som neutro de menor intensidade durante um período prolongado é capaz de interferir com a detecção e a percepção desse estímulo.

Assim sendo, na habituação ocorre o desaparecimento da reação a determinado estímulo por meio da exposição repetitiva. Desse modo, o objetivo da habituação é reduzir a percepção e eliminar o incômodo do zumbido. Está indicada nos pacientes que não apresentaram melhora após o tratamento etiológico adequado e também para os casos idiopáticos.

A TRT é realizada por meio de uma boa orientação (aconselhamento terapêutico) ao paciente e do enriquecimento sonoro (esse deve ser utilizado sem o mascaramento, ou seja, o som externo não deve ser mais intenso do que o zumbido). É realizada em duas fases. Na primeira, denominada fase de habituação da reação, o zumbido ainda é percebido, entretanto não provoca mais reações negativas como antes, podendo ser ignorado em certos momentos. Na segunda, conhecida como fase de habituação da percepção, o zumbido não é mais percebido, exceto se o paciente prestar atenção nele.

O enriquecimento sonoro deve ser sempre simétrico bilateral. Consiste em som "neutro" contínuo e em baixa intensidade, sem mascaramento. Podem ser utilizados sons ambientais por meio de fontes de água, CDs, som de ar condicionado, ventilador, dentre outros, assim como sons ambientais amplificados por prótese auditiva convencional (indicado para pacientes com perda auditiva). Outra opção é o uso de geradores de som de banda larga adaptados a cada orelha, geralmente retrococleares e com molde aberto, a fim de não ocluir o conduto auditivo externo.

A TRT deve ser realizada por um período prolongado (de 18 a 24 meses). Normalmente, tem eficácia maior que 80%. Não apresenta efeitos colaterais e pode tratar a hiperacusia e o zumbido.

No aconselhamento terapêutico, é de importância significativa explicar ao paciente, de forma simples, os mecanismos do zumbido e, se possível, eliminar e/ou reduzir seus receios. É necessário que o paciente com zumbido evite o silêncio.

Outra alternativa é a utilização da prótese auditiva para o tratamento da perda auditiva e do zumbido, facilitando o processo de habituação[12].

Dentre outras alternativas de tratamento, têm-se a psicoterapia, a acunpuntura e a conduta cirúrgica.

REFERÊNCIAS BIBLIOGRÁFICAS

1. Tratado de otologia. In: Bento RF. 18ª ed. Doenças do ouvido interno. São Paulo: Ed. USP; 1998.p.257.
2. Sanchez TG, Zonato AI, Bittar RSM, Bento RF. Controvérsias sobre a fisiologia do zumbido. Arq Fun Otorrinolaringol 1997;1:2.
3. Sanchez TG, Medeiros IRT, Fassolas G, Coelho FF, Constantino GTL, Bento RF. Frequência de alterações da glicose, lipídeos e hormônios tireoideanos em pacientes com zumbido. Arq Fun Otorrinolaringol 2001;5:16.
4. Bauer CA. Mechanisms of tinnitus generation. Curr Opin Otolaryngol Head Neck Surg 2004;12:413.
5. Sanchez TG, Miotto Neto B, Sasaki F, Santoro PP, Bento RF. Zumbidos gerados por alterações vasculares e musculares. Arq Fun Otorrinolaringol 2000;4:136.
6. Knobel KA, Sanchez TG. Influence of silence and attention on tinnitus perception. Otolaryngol Head Neck Surg 2008; 138:18.
7. Sanchez TG, Pedalini MEB, Bento RF. Hiperacusia: artigo de Revisão. Arq Fun Otorrinolaringol 1999;3:184.
8. Sanchez TG, Medeiros IR, Levy CP, Ramalho JR, Bento RF. Tinnitus in normally hearing patients: clinical aspects and repercussions. Braz J Otorhinolaryngol 2005;71:427.
9. Sanchez TG, Kii MA, Lima AS, Bento RF, Lourengo RKG, Miniti A. Experiência clínica com Egb 761 no tratamento do zumbido. Arq Otorrinolaringol 2002;6:198.
10. Sanchez TG, Balbani AP, Bittar RS, Bento RF, Camara J. Lidocaine test in patients with tinnitus: rationale of accomplishment and relation to the treatment with carbamazepine. Auris Nasus Larynx 1999;26:411.
11. Sanchez TG. Quem disse que zumbido não tem cura? 1ª ed. Ed. ISBN; 2006.
12. Munhões dos Santos FG, Sanchez TG, Bovino Pedalini ME. The efficacy of open molds in controlling tinnitus. Braz J Otorhinolaryngol 2007;73:370.

ÍNDICE REMISSIVO

A
Adenoide 55
Alérgenos 46
ANCA-C 17
Apneia 5
Atresia coanal 58

C
Cauterização nasal 72
Cerume 118
Cistos branquiais 134
Corpo estranho 117

D
Deficiência auditiva 120
Degeneração walleriana 93
Desvio do septo nasal 53
Discinesia ciliar 16
Disfonia 78
Displasia fibrosa 62
Doença de Lyme 91, 95, 100
Doença de Ménière 143
Ducto tireoglosso 134

E
Edema de Reinke 8
Endoscopia digestiva alta 9
Engasgos 3
Epistaxe 68

F
Fenômeno de Túlio 149
Fibroma ossificante 63
Fibrose cística 17
Fundoplicatura 15

G
Globus pharyngeus 3
Granulomatose de Wegener 17

H
Hemangioma 134
Hidropisia 143

K
Kartagener 17

L
Laringoespasmo 3
Leucoplasias 6

M
Manobra de Epley 146
Meningoceles 59

N
Nasofibrolaringoscopia 20

O
Osteoma 62

Otite externa 108
Otite média 109
Otorreia 107

P

Papiloma laríngeo 85
Paralisia de Bell 97
Paralisia facial periférica 91
Paralisia laríngea 85
Perfuração timpânica 115
pHmetria 9
Pigarro 5

Q

Qualidade local 83

R

RAST 39
Refluxo 1
Regurgitação 3
Rinite alérgica 44
Rinites 36
Rinossinusite 16
Rinossinusite aguda 28
Rouquidão 77

S

Sazonal 27
Sialorreia 3
Sinal de Hennebert 149
Síndrome de Ramsay Hunt 99
Síndrome de Melkersson-Rosenthal 101

T

Tamponamento nasal 73
Teste de Schirmer 96
Testes alérgicos 39
Testes topodiagnósticos 96
Tomografia 20
Tosse crônica 6
Tumores cervicais 127
Tumores malignos 63
Tumores nasais 61

V

Vertigem 140
Vertigem posicional paroxística benigna 145
Vestibulopatia periférica 140
Videodeglutograma 11

Z

Zumbido 153